Vidya Badekela
Ramana Reddy Yerradoddi
Srinivasa Rao Duddu

Suplementação de concentrado à silagem de SSB no desempenho dos ovinos

Vidya Badekela
Ramana Reddy Yerradoddi
Srinivasa Rao Duddu

Suplementação de concentrado à silagem de SSB no desempenho dos ovinos

Alimentação de ovelhas com silagem de bagaço de sorgo doce na Índia

ScienciaScripts

Imprint

Any brand names and product names mentioned in this book are subject to trademark, brand or patent protection and are trademarks or registered trademarks of their respective holders. The use of brand names, product names, common names, trade names, product descriptions etc. even without a particular marking in this work is in no way to be construed to mean that such names may be regarded as unrestricted in respect of trademark and brand protection legislation and could thus be used by anyone.

Cover image: www.ingimage.com

This book is a translation from the original published under ISBN 978-620-2-06742-3.

Publisher:
Sciencia Scripts
is a trademark of
Dodo Books Indian Ocean Ltd. and OmniScriptum S.R.L publishing group

120 High Road, East Finchley, London, N2 9ED, United Kingdom
Str. Armeneasca 28/1, office 1, Chisinau MD-2012, Republic of Moldova, Europe
Printed at: see last page
ISBN: 978-620-7-92929-0

ÍNDICE

CHAPTER I

INTRODUÇÃO

A produção animal nos países em desenvolvimento tem sido uma das actividades económicas e sociais mais importantes da cultura humana. Os ruminantes têm desempenhado e continuarão a desempenhar um papel valioso num sistema agrícola sustentável. São particularmente úteis na conversão de vastos recursos renováveis de pastagens e resíduos de culturas em alimentos comestíveis para os seres humanos. Entre os ruminantes, os ovinos e caprinos desempenham um papel vital na economia rural da Índia. Não só proporcionam segurança alimentar, emprego e estrume, como também têm um grande valor social. A contribuição dos ovinos e caprinos é de cerca de 10% para a produção total do sector pecuário, que ascende a 2 400 milhões de rúpias (Birthal *et al.*, 2003).

Os ovinos constituem uma espécie pecuária de pequenos ruminantes importante para a subsistência dos agricultores indianos. A Índia ocupa o terceiro lugar no mundo em termos de população ovina e possui cerca de 65,72 milhões de ovinos (FAO, 2009). A produção de carne de carneiro na Índia é de cerca de 2,4 lakh toneladas, o que representa cerca de 5,45 por cento da produção total de carne (4,4 milhões de toneladas) (FAO, 2009). No ano 2020, a procura de carne de carneiro atingirá 2,5 milhões de toneladas métricas (Hazell e Bhalla, 1996). A produção de carne de carneiro gerada pelos ovinos indianos é também muito inferior à média mundial devido ao baixo rendimento da carcaça, ou seja, 10-12 kg contra 17 kg da média mundial (Naqvi *et al.*, 2007). No entanto, a incapacidade de os pequenos produtores alimentarem os animais de forma adequada ao longo do ano continua a ser o principal constrangimento na maioria dos sistemas de culturas-pecuária (Anbarasu *et al.*, 2004). Por outro lado, as terras que são convencionalmente utilizadas para pastagem estão a ser convertidas em terras irrigadas e zonas económicas especiais (ZEE) de indústrias, o que leva à redução das áreas de pastagem. Além disso, devido ao aumento da população, as terras disponíveis são, na sua maioria, desviadas para o cultivo de cereais e de culturas comerciais, a fim de satisfazer as necessidades humanas urgentes, o que resulta numa diminuição das terras para o cultivo de forragens e obriga os ovinos a depender de recursos alimentares alternativos. Em geral, as ovelhas são alimentadas com resíduos de culturas disponíveis localmente e subprodutos agro-industriais devido à escassez aguda de recursos de pastagem no país.

O recente estudo efectuado pelo National Institute of Animal Nutrition and Physiology (NIANP), Bangalore, indicou que existe uma escassez de 45, 44 e 38% de forragens secas, concentrados e forragens verdes, respetivamente, o que conduziu a uma deficiência de energia e proteínas de 37 e 34%, respetivamente, para a população de ruminantes existente (Ramachandra *et al.*, 2005). Nas circunstâncias actuais, a exploração e a avaliação de novos recursos alimentares e a sua utilização eficiente devem ser um processo contínuo para ultrapassar o problema da escassez de alimentos para animais. A incorporação de alimentos não convencionais, como os subprodutos agro-industriais (AIBP), nos regimes alimentares dos animais pode ajudar a resolver o problema da escassez de alimentos para animais. Podem ser obtidas muitas vantagens económicas através da transformação e recuperação desses subprodutos agrícolas por diferentes métodos, incluindo a ensilagem e tratamentos biológicos, químicos e mecânicos. O tratamento desses resíduos e subprodutos agro-industriais conduziu a uma diminuição dos custos de alimentação e a uma atenuação dos problemas de poluição. Nesta direção, destaca-se o bagaço de sorgo doce, um subproduto agroindustrial da indústria do etanol.

Atualmente, a indústria do etanol está a ganhar importância em muitos países em desenvolvimento, como a Índia, devido ao esgotamento dos combustíveis fósseis e ao elevado aumento da poluição. A gasolina está a ser misturada com etanol e a Política Nacional de Biocombustíveis da Índia, de 2009, prevê uma mistura de 20% de gasolina com etanol até 2017. Por conseguinte, serão necessários grandes volumes de etanol para satisfazer as necessidades actuais e futuras de mistura nos países em desenvolvimento. No entanto, é pouco provável que o etanol derivado dos melaços de cana-de-açúcar satisfaça a procura a longo prazo. Isto deve-se ao facto de as destilarias de etanol à base de melaço funcionarem apenas 180 dias por ano, com uma eficiência de 50%, devido à falta de matérias-primas. Assim, são incentivadas novas matérias-primas para a produção de biocombustíveis, como o sorgo doce (*Sorghum bicolor* L. Moench).

O sorgo doce (*Sorghum bicolor* L. Moench) é semelhante ao sorgo para grão, mas os caules são sumarentos e ricos em açúcares fermentáveis, que podem atingir 15-18%, com um rendimento de cana de 40 t/h. Reddy *et al.* (2005) referiram que o bagaço (os caules que sobram após a extração do sumo para a produção de etanol) e as folhas podem ser utilizados como recurso forrageiro para o gado. O bagaço/destilação de sorgo doce tem um valor biológico mais elevado, é rico em micronutrientes, é utilizado como ração/composto biológico e é bom para a produção de silagem (Rao *et al.*, 2008). O bagaço de sorgo doce e as folhas descascadas constituem um recurso alimentar valioso e comercializável (Blümmel *et al.*, 2009).

Tendo em conta este facto, o presente estudo foi realizado para avaliar o efeito da alimentação de ovelhas Nellore em crescimento com silagem de bagaço de sorgo doce (SSB) suplementada com diferentes níveis de concentrado, com os seguintes objectivos

1. Estudar o efeito da suplementação de concentrado em diferentes níveis à silagem de SSB na taxa de crescimento, na economia de custos e nas características da carcaça em borregos Nellore em crescimento.

2. Estudar o efeito da suplementação de concentrado em diferentes níveis à silagem de SSB na

utilização de nutrientes e no balanço de N em borregos Nellore em crescimento.

CHAPTER II

REVISÃO DA LITERATURA

2.1 AVALIAÇÃO NUTRICIONAL DE SUBPRODUTOS AGRÍCOLAS

2.1.1 Composição química dos subprodutos agrícolas

A composição química das quatro variedades de palha de soja relatada por Dada *et al.* (1999) variou de 97,57 a 98,76, 91,21 a 93,90, 6,40 a 8,80, 7,60 a 13,30, 58,13 a 70,25, 47,80 a 52,70, 12,80 a 15,00, 34,30 a 37,70 e 6,29 a 22.45 por cento para MS, MO, Cinzas, PC, FDN, ADF, ADL, Celulose e Hemicelulose, respetivamente, enquanto a composição química do feno de milho foi de 91,0, 4,1, 89,1, 46,1, 0,35, 0,13 e 7,9 por cento para MS, PC, FDN, ADF, Ca, P e lignina, respetivamente (Undi *et al.*,2001).

Fardin Hozhabri e Singhal (2006) relataram que o conteúdo de MO da palha de trigo foi menor ($P<0,01$) do que o do bagaço de cana-de-açúcar, no entanto, os conteúdos de NDF, ADF e ADL do bagaço de cana-de-açúcar (84,6, 53,4 e 10,8%) foram maiores ($P<0,05$) do que os da palha de trigo (81,7, 51,6 e 7,5%, respetivamente). O bagaço de cana-de-açúcar apresentou maiores teores de Ca e P (0,49 e 0,22%) do que a palha de trigo (0,18 e 0,11%).

O valor nutricional de resíduos vegetais como folhas de couve-flor, folhas de repolho, vagens de ervilha e vinhas de ervilha foi avaliado por Wadhwa *et al.* (2006). As folhas de couve-flor e repolho tinham baixa ($P < 0,05$) concentração de constituintes da parede celular, mas alta ($P < 0,05$) concentração de PC, exceto que o PC das vagens de ervilha era comparável ao das folhas de repolho. As folhas de repolho tinham a maior (20,6%) e as vagens de ervilha tinham a menor (4,8%) concentração de açúcares solúveis em água. O fracionamento das proteínas indicou que os resíduos vegetais em geral tinham uma elevada concentração de fracções solúveis em água (54-62%) e uma baixa concentração de fracções solúveis em álcool (89%).

Baswade *et al.* (2007) referiram que a palha de bajra continha 92,52±1,63, 3,90±0,07, 38,10±1,12, 1,70±0,05, 50,08±1,32 e 6,22±1,31 por cento de MS, PC, CF, EE, NFE e cinzas totais, respetivamente.

A palha de grama verde continha 88,20, 8,57, 9,70, 26,57 CF, 2,39, 49,91 e 11,43 por cento de MS, MO, PC, EE, NFE e cinzas, respetivamente, com base na matéria seca (Khatik *et al.*, 2007).

O teor de PC, EE, CF, NFE, cinzas e OM do bagaço de cana-de-açúcar foi de 12,9, 5,2, 411, 550, 21 e 979 g/kg DM, respetivamente, e as fracções de fibra, NDF, ADF, ADL, hemicelulose e teor de celulose foram 770, 476, 111, 365 e 294 g/kg DM, respetivamente (Sallam *et al.*, (2007). Além disso, compararam com outras forragens grosseiras como a palha de arroz, a palha de linhaça, o caroço de tâmara, o feno de bérberis e referiram que o bagaço de cana-de-açúcar continha menos cinzas (21,0 g/kg) e proteínas (12,9 g/kg), mas o teor de cinzas na palha de linhaça era muito elevado (259,5 g/kg). O bagaço de cana-de-açúcar e a palha de linhaça têm o teor mais elevado de fibra bruta em comparação com outros alimentos para animais. O caroço de tâmara continha o extrato etéreo mais elevado e o valor mais baixo de fibra bruta. Os teores de NDF, ADF e ADL foram significativamente diferentes entre os alimentos grosseiros utilizados neste estudo. A palha de linhaça, a palha de arroz e o bagaço de cana-de-açúcar apresentaram os níveis mais elevados de FDN e FDA, enquanto a palha de linhaça continha o nível mais elevado de ADL.

O resíduo de bagaço e as folhas descascadas (BRSL), remanescente após a extração de sumo de sorgo doce para etanol, continha 0,83 por cento de N, 64,6 por cento de NDF, 39,8 por cento de ADF e 4,9 por cento de ADL (Blummel *et al.*, 2009). O teor de azoto foi aumentado na BRSL em comparação com a palha devido ao maior teor de folhas na primeira.

Tesfay Hagos e *Solomon* Melaku (2009) relataram a composição química da palha de Tef (*Eragrostis tef*), um subproduto agrícola na Etiópia, que continha 920,9, 104,7, 57,5, 715,0, 402,9 e 43,4 g kg^{-1} de MS, Cinzas, PC, NDF, ADF e ADL, respetivamente.

Foi registado um elevado teor de proteínas brutas nas folhas de leucaena, seguido da palha de grama preta e das cascas de amendoim, em comparação com a erva natural e a palha de sorgo, quando se investigaram as forragens tropicais mais utilizadas (Samanta *et al.*, 2010). A fibra em detergente neutro e a fibra em detergente ácido eram mais elevadas na erva natural e na palha de sorgo do que nas outras três forragens.

Nagalakshmi e Narasimha Reddy (2010) referiram que o bagaço de cana-de-açúcar, a palha de sorgo e o híbrido Napier continham 95,0, 91,78, 92,10 por cento de MO; 3,68, 4,40, 5,84 por cento de PC; 44,19, 34,01, 37,34 por cento de CF; 1,13, 1.13, 1,61 por cento de EE; 46,0, 52,24, 47,31 por cento de NFE; 92,27, 75,85, 72,83 por cento de NDF; 81,51, 36,47, 52,26 por cento de ADF; 52,95, 28,69, 34,96 por cento de celulose e 25,68, 7,28, 8,80 por cento de lignina, respetivamente.

2.1.2 Valor nutritivo dos subprodutos agrícolas

Reddy *et al.* (1993) relataram o valor nutritivo de diferentes variedades de palha de sorgo em termos de DCP e TDN e os valores variaram de 1,47± 0,1 a 3,30±0,2 e 46,61±0,2 a 49,73±0,4 por cento, respetivamente.

Undi *et al.* (2001) efectuaram uma experiência para determinar o teor de nutrientes, a ingestão e a digestibilidade de palha de milho e suplementada com três leguminosas forrageiras, stylo, siratro e centro, em ovinos. Registaram a DMI mais elevada (P<0,05) quando foi oferecida às ovelhas a mistura de palha/centro e a mais baixa (P<0,05) quando a palha de milho foi utilizada como único alimento. A digestibilidade da matéria seca não diferiu significativamente entre os tratamentos. A digestibilidade média da matéria seca do milho foi de 50,0 por cento.

Choudhary *et al.* (2004) registaram os coeficientes de digestibilidade dos caules de jowar e bajra como 39,2, 52,3, 44,2, 44,02, 51,6, 40,1 35,6, 48,7 e 43.9 e 49,8, 50,4, 53,0, 50,7, 58,4, 49,3, 41,1, 59,4 e 54,2 por cento, respetivamente, para MS, PC, EE, CF, NFE, NDF, ADF, hemicelulose e celulose em ovinos. O teor de DCP e TDN da palha de soja foi de 7,4 e 63,6 por cento, respetivamente, e a palha não conseguiu satisfazer as necessidades basais dos ovinos (Bacchu Singh *et al.*, 2005).

Em carneiros alimentados exclusivamente com cabeças de girassol, a digestibilidade da MS, PC, EE, CF, NFE, NDF, ADF e celulose foi de 57,6, 33,3, 70,8, 37,7, 69,2, 27,1, 23,9 e 20,4 por cento, respetivamente (Balakrishna *et al.,* 2005).

Das *et al.* (2005) registaram que a digestibilidade dos nutrientes da palha de Masoor (*Lens culinaris*) em ovinos era de 50,5, 52,4, 42,4, 51,9, 42,0, 59,4, 36,9 e 32,9 por cento para a MS, OM, PC, EE, CF, NFE, NDF e ADF, respetivamente. Os valores de DCP e TDN foram de 3,59 e 47,9 por cento, respetivamente.

A digestibilidade DM, OM, CP, CF, EE e NFE da palha de grama verde (*Vigna radiata* L.) foi de 58,13 e 52,87, 61,44 e 56,25, 68,98 e 61,69, 61,81 e 55,14, 69,46 e 66,18 e 55,30 e 54,09 por cento, respetivamente, em ovinos e caprinos. O DCP (%), o TDN (%), a DE (Mcal/kg) e a EM (Mcal/kg) foram 6,68 e 5,98, 54,42 e 51,37, 2,39 e 2,26 e 1,93 e 1,82, respetivamente em ovinos e caprinos (Khatik *et al.,* 2007).

Saini *et al.* (2007) referiram que a palha de Methi (*Trigonella foenum-graecum*) continha 7,6 por cento de DCP, 53,8 por cento de TDN e 1,9 Mcal ME /kg DM em ovinos.

2.2 ALIMENTAÇÃO DE RUMINANTES COM DIETAS À BASE DE SILAGEM

2.2.1 Avaliação nutricional da silagem

Shaver *et al.* (1984) deram a composição química da silagem de milho para novilhas Holstein como 33,6, 95,9, 6,8, 46,6 e 27,1 por cento, respetivamente para DM, OM, CP, NDF e ADF e Reddy e Reddy (1988a) relataram a composição química da silagem de milho (variedade Ganga-5) como DM 30,67, OM 89,34, CP 6,94, CF 29,43, EE 0,96, NFE 52,01 e TA 10,66 por cento com base na matéria seca.

Lopez-Guisa *et al.* (1997) avaliaram a silagem de resíduos de culturas de milho (CCRS) e compararam-na com resíduos de culturas de milho amoniados. O PC, NDF, ADF e lignina registados na CCRS foram de 5,0, 76,6, 51,8 e 10,4%, respetivamente, e o NDF (75,9%), ADF (51,4%) e lignina (9,4%) foram semelhantes para a CCRS amoniada. O coeficiente de digestão da MS (62,6 vs 58,7%)

não foi significativamente diferente para as dietas contendo CCRS e CCRS amoniado. As diferenças também não foram significativas para as digestibilidades da MO (63,0 vs. 60,4%), NDF (56,7 vs. 56,2%) e ADF (56,3 vs. 55,8%) para as dietas com CCRS e amoniada quando dadas às novilhas. Os ganhos de peso foram semelhantes aos 84 dias para as novilhas alimentadas com CCRS e dietas de resíduos amoniados. As novilhas leves e pesadas ganharam 619 e 631 g/d com a dieta CCRS e 678 e 631 g/d com as dietas de resíduos amoniados.

A silagem de *Phaseolus aconitifolia* foi oferecida a 40 por cento do nível de ingestão de MS durante 32 dias a 4 vacas Tharparkar em plena lactação. Não se registaram alterações na produção de leite ou na percentagem de gordura e de sólidos sem gordura durante a alimentação com silagem. O custo do tratamento da silagem foi inferior a 4 por cento do custo do concentrado normalmente fornecido. Concluiu-se que a silagem de palha de painço utilizada no estudo deveria ser incluída no sistema de alimentação de verão das regiões áridas (Rakesh Pancholy *et al.*, 1997).

Sanjiv Kumar e Garg (1997) registaram que o teor de energia metabolizável da forragem verde MP chari (*sorghum bicolor*) era de 8,45 MJ/kg de MS. Também registou o teor de DCP e TDN de 4,70 e 56,20 por cento em DMB na forragem de MP chari. Filya (2004) relatou que a CP, NDF, ADF, ADL, hemicelulose, celulose e cinzas eram 6,50, 46,20, 27,90, 3,40, 18,30, 24,50 e 4,10 por cento no DMB, respetivamente, em silagem de milho de colheita inteira colhida no estágio de duas terceiras linhas de leite.

A alimentação com silagem de palha de milho (ração MS) foi comparada com palha de trigo (controlo) e silagem de topo de cana-de-açúcar (ração SC) em vacas cruzadas Frísias em lactação por Hanafy *et al.* (2000). A MS era de melhor qualidade do que a silagem SC: o valor nutritivo das rações de controlo, SC e MS era de 66,19, 53,54 e 61,39 por cento para TDN e 10,91, 7,18 e 9,30 por cento para DCP, respetivamente. No entanto, as vacas alimentadas com a ração MS produziram mais ($P<0,05$) 4% de FCO (+5,7%) e percentagem de gordura (+3,4%) em comparação com as alimentadas com a ração de controlo.

Num estudo, Sudesh Radotra e Upadhyay (2005) compararam a ingestão de nutrientes e as digestibilidades de feno de sorgo e de feno de sorgo ensilado fornecidos a dois grupos de vacas cruzadas. A ingestão de TDN foi maior ($P<0,05$) no grupo do sorgo ensilado em comparação com o grupo do sorgo. A digestibilidade da maioria dos nutrientes foi comparável, exceto a do PC e dos hidratos de carbono totais, que foi mais elevada ($P<0,05$) no grupo do sorgo ensilado. A utilização dos nutrientes e a eficiência da produção de leite foram melhores nas vacas alimentadas com sorgo ensilado em comparação com a alimentação com palha.

Ken-ichi Horiguchi e Toshiyoshi Takahashi (2007) avaliaram a silagem de palha de soja em ovinos. Os teores de proteína bruta e NDF da silagem de palha de soja (base de matéria seca) foram de 16,4 por cento e 45,2 por cento. O teor de ácido lático da silagem de palha de soja fresca foi de 1,41%. Estimou-se que o teor de TDN e DCP da silagem de palha de soja era de 64,2 por cento e 11,2 por cento, respetivamente.

O subproduto bruto deixado após o processamento industrial da alcachofra (*Cynara scolymus* L.) foi ensilado e avaliada a sua aptidão para a alimentação animal por Meneses *et al.* (2007). O subproduto mostrou uma boa aptidão para ensilagem, tendo um cheiro agradável e boas características visuais. O ADF aumentou muito ligeiramente desde o início (300 g kg^{-1}) até ao fim do processo (342 g kg^{-1}); alterações que estão relacionadas com as perdas de hidratos de carbono solúveis em água na primeira fase da ensilagem encontraram valores semelhantes na alcachofra escaldada (368 g kg^{-1}). Os teores de hemicelulose no final do processo foram de 167 g kg^{-1} , inferiores aos 225 g kg^{-1} de MS na alcachofra escaldada. No caso da celulose, houve um aumento de 208 para 266 g kg^{-1} no final da ensilagem. Perdas muito significativas foram registadas na lenhina, que passou de 101 g kg^{-1} antes da ensilagem para 76 g kg^{-1} após 50 dias de ensilagem.

A composição química da silagem de milho para ovinos foi relatada por Marina *et al.* (2007). O teor de MS, OM, PC, NDF e ADF foi de 26,4, 95,5, 6,2, 58,2 e 32,1 por cento, respetivamente, no DMB. A composição química da silagem de milho foi estudada por Rowghani *et al.* (2008). Os valores foram DM 25,63, CP 6,27, OM 95,50, EE 3,00, NDF 63,37, ADF 23,80 por cento com base na matéria seca. Contreras-Govea *et al.* (2009) relataram que a composição química da silagem de milho no DMB foi de 6,90, 34,70, 17,70 e 17,0 por cento, respetivamente para PC, NDF, ADF e hemicelulose.

A composição química da silagem de milho foi de 8,70, 37,26, 1,79, 4,87, 47,38, 68,4 e 36,66 para PC, CF, EE, TA, NFE, NDF e ADF, respetivamente, no DMB, conforme relatado por Sohail *et al.* (2010).

2.2.2 Efeito sobre a ingestão voluntária e a digestibilidade dos nutrientes

Brennan *et al.* (1987) avaliaram o efeito da utilização de silagem de milho de planta inteira em vez de milho em grão sobre o desempenho do lote e as características da carcaça. Neste estudo, as dietas foram dadas a seis grupos de bovinos numa base de ingestão diária constante de MS (93%, 74%, 56%, 37%, 19% e 0%) e outros seis grupos foram alimentados com as mesmas dietas numa base *ad libitum*. O DMI diário mais baixo foi registado nos novilhos alimentados com uma dieta de 0% e o DMI diário mais elevado foi registado com uma dieta de 93%. O DMI dos novilhos alimentados *ad libitum* aumentou com o aumento do nível de cereais na dieta.

Reddy e Reddy (1988) efectuaram uma experiência com ovinos e caprinos, alimentando-os com silagem de milho (variedade Ganga-5) exclusivamente em regime intensivo. A ingestão de matéria seca por ovinos e caprinos foi de 28,50 e 27,3 g/kg de peso corporal, respetivamente, e não foi significativamente diferente. A digestibilidade da MS, OM, CP, CF, EE e NFE foi de 57,94, 60,81, 50,47, 56,20, 63,84 e 64,73 por cento, respetivamente, em ovinos. O balanço de azoto foi de +0,96 g/d e o balanço de azoto expresso em % de ingestão ou % de absorção foi de 11,39 e 22,48, respetivamente, nos ovinos. Também referiram que o valor nutritivo da silagem de milho era de 3,5% DCP e 55,1% TDN por cento para os ovinos e que a ingestão de DCP e TDN era de 26,60 e 419,00 g/d, respetivamente, nos ovinos. Os valores de DE e ME da silagem de milho para ovinos foram de 10,13 e 8,12 MJ/kg de matéria seca. Os autores concluíram que a silagem de milho deve necessariamente ser complementada com alimentos ricos em proteínas devido a uma relação proteína/energia mais alargada.

Quarenta bezerros desmamados Angus e Hereford com peso médio de 159 kg foram distribuídos aleatoriamente em 1) silagem de milho (CS), 2) silagem de sorgo doce (BS), 3) silagem de sorgo doce (TS) ou 4) tratamentos com feno de festuca (FH) (Adewakun *et al.*, 1989). Os animais foram alimentados em grupo *ad libitum* com as respectivas dietas durante 129 d. A ingestão de MS, PC e energia bruta (GE), bem como a conversão alimentar foram comparáveis (P>0,05) entre os tratamentos. A digestibilidade aparente da MS não foi diferente entre as silagens, enquanto o feno de festuca apresentou a menor digestibilidade da MS. Os novilhos alimentados com a dieta BS digeriram mais NDF, ADF, hemicelulose e celulose do que aqueles alimentados com TS ou FH e concluíram que a silagem BS é um substituto adequado para CS para bezerros em crescimento.

Awyalwar *et al.* (1993) efectuaram um ensaio de alimentação em vacas leiteiras cruzadas alimentadas com uma mistura fresca de bagaço de laranja (OP) e palha de trigo (WS) a 60:40 (T1), silagens de OP-WS misturadas em proporções de 60:40 (T2) ou 70:30 (T3). O estudo de digestibilidade indicou que a DMI, o coeficiente de digestibilidade da MS, CP, CF, NFE, DCP % e TDN % foram significativamente mais elevados nos grupos alimentados com silagem do que nos animais alimentados com misturas frescas de OP e WS. A diferença na digestibilidade e no valor nutritivo entre T2 e T3 não foi significativa. A DMI por 100 kg de peso corporal foi significativamente maior nos grupos T2 e T3 do que no T1.

Digestibilidade e balanço de azoto em borregos alimentados com silagem de sorgo, silagem de sorgo doce e feno de festuca estudados por Felix *et al.* (1994). Os cordeiros foram alimentados com as seguintes dietas: 1) feno de festuca (FH), 2) silagem de sorgo granífero (GSS), 3) silagem de sorgo sacarino (BS) e 4) silagem de sorgo sacarino (TS). Além disso, todos os cordeiros receberam 454g de concentrado diariamente. Eles afirmaram que a digestibilidade da MS, OM, CP e NDF foi comparável (P>0,05) entre os grupos de tratamento e os cordeiros alimentados com GSS tiveram menor digestibilidade de EE do que aqueles alimentados com BS, TS ou FH. A digestibilidade da ADF foi maior (P<0,05) no grupo BS do que nos outros grupos. A digestibilidade da celulose foi maior nos grupos de silagem de sorgo doce.

Dez carneiros adultos foram divididos em dois grupos de cinco cada. O grupo de controlo foi alimentado com palha de gramínea e uma mistura de concentrados na proporção de 60:40 (com base na EM) e o grupo experimental foi alimentado com silagem *ad libitum*, que é composta por uma mistura de palha de gramínea e palha de arroz. O ensaio metabólico foi efectuado durante 68 dias (Mandal *et al.*, 1999). Os autores referiram que a ingestão média diária de matéria seca era mais elevada (P<0,01) no grupo da silagem do que no grupo de controlo. O coeficiente de digestibilidade da MS, OM, CP e NFE foi menor no grupo alimentado com silagem do que no grupo de controlo.

Begum *et al.* (2000) efectuaram uma experiência com vitelos machos em crescimento durante 90 dias, na qual os animais foram alimentados com 40% de palha de arroz, 60% de silagem de milho e uma mistura de concentrados para satisfazer $1/3^{rd}$ das necessidades de MS (Grupo A). O grupo B foi alimentado com 40% de palha de arroz, 60% de erva-das-rochas e mistura de concentrados e o grupo C foi alimentado com 40% de palha de arroz, 60% de jacinto de água e mistura de concentrados. Os animais do grupo alimentado com silagem registaram a ingestão diária mais elevada de DMI e PC do que os outros grupos de animais. A digestibilidade da MS, OM, PC e EE foi maior nos animais do grupo alimentado com silagem de milho. Concluíram que a resposta da silagem de milho foi melhor para a ingestão de alimentos e nutrientes do que os outros grupos. Marina *et al.* (2007) realizaram uma experiência para estudar o valor alimentar da silagem de erva de baixa qualidade suplementada com silagem de milho. O estudo consistiu em quatro tratamentos alimentares envolvendo silagem de erva e silagem de milho isoladamente e misturas de silagem de erva e silagem de milho numa proporção de 67:33 ou 33:67 (com base na MS) dadas duas vezes por dia a ovelhas de cabras. A ingestão de matéria fresca de silagem aumentou linearmente com o aumento da proporção de silagem de milho na dieta. A adição de silagem de milho aumentou linearmente a digestibilidade da MS, OM, ADF, NDF e teor de amido.

Demirel *et al.* (2008) efectuaram um ensaio para estudar a digestibilidade *in vivo* da silagem de girassol e milho e da mistura de milho e girassol a diferentes taxas, ou seja, 75% de milho mais 25% de girassol, 50% de milho mais 50% de girassol, 25% de milho mais 75% de girassol. Os autores referiram que a digestibilidade da MS, OM, ADF, NDF era elevada na silagem de milho, mas semelhante à das outras silagens mistas. No entanto, a digestibilidade de CP e EE foi elevada na silagem de girassol.

Rowghani *et al.* (2008) registaram a digestibilidade da silagem de milho em ovinos quando alimentados apenas com silagem. A digestibilidade dos nutrientes (%) da alimentação exclusiva com silagem foi de 66,80, 68,65, 70,08, 61,89 e 79,21 para a matéria seca, matéria orgânica, proteína bruta, fibra detergente neutra e extrato etéreo, respetivamente.

Sultan Singh *et al.* (2008) realizaram experiências com ovinos alimentados com silagem de sorgo "stay green" e "go brown" e verificaram que os animais alimentados com silagem "stay green" apresentavam maior digestibilidade da matéria seca, da matéria orgânica e da hemicelulose do que os animais alimentados com silagem de sorgo "go brown". Os ovinos alimentados com silagem "stay green" apresentaram uma digestibilidade do PC seis unidades superior (55,09) à da silagem "go brown" (49,16). O consumo de ração foi significativamente (P<0,05) mais elevado nos animais alimentados com silagem verde.

As rações experimentais contendo silagem de milho integral (A) e silagem de resíduo de palma (B) enriquecida com ureia e melaço, silagem de resíduo de palma enriquecida com ureia e vinhaça (C) foram formuladas por Akila *et al.* (2009). Os animais receberam as respectivas dietas durante 31 dias. Os resultados indicaram que não houve diferença significativa entre as três rações para as digestibilidades de MS, PC e CF. Os cordeiros alimentados com a ração C apresentaram digestibilidades significativamente mais elevadas de MO, EE e NFE. Observaram também que todos os animais tinham um balanço positivo de azoto, sem qualquer diferença significativa.

Elkholy *et al.* (2009) compararam a silagem de milho com a silagem de milho tratada com ureia ou levedura em carneiros Baladi e afirmaram que os valores do coeficiente de digestão eficiente para a MO, PC, CF, NFE, NDF, ADF e TDN da silagem de milho tratada foram significativamente mais elevados (P<0,05) do que o grupo de controlo que foi mantido com uma mistura de concentrado e feno de berseem. Também relataram que os valores mais elevados foram registados pela silagem de milho tratada com levedura quando comparada com a silagem de milho tratada com ureia, mas o coeficiente de digestão da MS não mostrou qualquer diferença significativa. Os valores de TDN e DCP foram significativamente maiores na silagem de milho tratada com ureia ou levedura do que no grupo de controlo.

Hanafy *et al.* (2009) realizaram uma experiência para estudar o efeito da substituição do trevo inteiro ou de parte da mistura de alimentos concentrados por silagem de milho inteira suplementada com ou sem aditivos. Os resultados indicaram que a ingestão de MS e TDN aumentou em 18,34% e 29,2%, respetivamente, para os animais alimentados com silagem de milho inteira do que para os alimentados com trevo inteiro. As digestibilidades mais elevadas da MO (70,33%), PC (70,52%), EE (80,99%), CF (69,89%) e NFE (78,4%) foram registadas nos animais alimentados com silagem de milho inteira suplementada com levedura e a digestibilidade mais baixa dos nutrientes foi registada nos animais alimentados com trevo inteiro.

O valor alimentar da silagem de milheto para vacas leiteiras em relação à silagem de milho foi determinado por Amer e Mustala (2010) e relatou que os tratamentos dietéticos não tiveram efeito sobre a ingestão de MS ou CP. O tipo de silagem não teve efeito sobre a produção de leite, enquanto o leite corrigido para energia e o leite corrigido para 4% de gordura foram maiores para as vacas alimentadas com silagem de milheto do que para aquelas alimentadas com silagem de milho.

Doze números de bezerros cruzados em crescimento de idade e peso corporal uniformes (6-8 meses e 72,25±0,53 kg) foram divididos aleatoriamente em dois grupos de seis bezerros cada e alimentados individualmente com quantidades *ad libitum* de silagem de aveia (T1) vis-à-vis silagem de milho (T2) por um período de 90 dias (Medhi *et al.*, 2010). A média diária e a percentagem do peso corporal da ingestão de matéria seca não variaram significativamente; no entanto, a ingestão por kg de peso corporal metabólico no grupo T1 foi significativamente menor (75,46±2,31g/d) em comparação com o grupo T2 (101,06±4,31g/d). Os teores de DCP e TDN de ambas as silagens não foram significativamente diferentes entre si, embora os valores fossem mais elevados na silagem de aveia (4,25±0,05 e 62,55±0,19) em comparação com a silagem de milho (3,53±0,05 e 55,02±0,47).

2.2.3 Efeito no crescimento e nas características da carcaça

Foi avaliado o efeito da silagem de milho de planta inteira em relação ao milho em grão sobre o desempenho do lote de ração e as características da carcaça (Brennan *et al.*, 1987). Os autores referem que as dietas com maior quantidade de grãos tiveram um ganho de peso mais rápido (P<0,05) do que as dietas com maior quantidade de silagem, não havendo diferenças significativas na eficiência alimentar e nas características da carcaça.

Quarenta bezerros desmamados Angus e Hereford com peso médio de 159 kg foram distribuídos aleatoriamente para 1) silagem de milho (CS), 2) silagem de sorgo doce (BS), 3) silagem de sorgo doce (TS) ou 4) tratamentos com feno de festuca (FH) (Adewakun *et al.*, 1989). Eles relataram que os bezerros alimentados com dietas BS e CS ganharam mais rápido (P<0.05) do que aqueles alimentados com dietas TS ou FH. O ADG observado foi de 0.79, 0.79, 0.69 e 0.61 kg/d, respetivamente.

Begum *et al.* (2000) realizaram uma experiência com vitelos machos em crescimento durante 90 dias, em que os animais foram alimentados com 40% de palha de arroz, 60% de silagem de milho e uma mistura de concentrados para satisfazer $1/3^{rd}$ das necessidades de MS. O ADG foi de 152 g no grupo de silagem de milho, no qual a DMI por dia foi de 2,42 kg, a maior eficiência alimentar foi mostrada no grupo de oferta de silagem de milho e relatou que a quantidade de ração necessária por kg de ganho de peso no grupo de silagem de milho foi de 16,61 kg.

As novilhas receberam uma das três dietas, ou seja, 10% de silagem de milho (C10) (% de MS), 10% de silagem de sorgo castanho (S10), 7,5% de silagem de sorgo castanho (S7.5) e alimentação *ad libitum* (Hough *et al.*, 2002). As novilhas alimentadas com S10 ou S 7,5 ganharam 11,3% mais depressa (P<0,03) do que as alimentadas com C10 (1,38, 1,38 vs 1,24 kg/d, respetivamente), mas não se registou qualquer diferença estatística no consumo de ração. A eficiência alimentar foi melhor para as dietas S10 e S7.5 do que para a dieta C10 (6,34 e 6,32 vs 6,71). Não foram detectadas diferenças nas medidas de carcaça.

Fabiano e Restle (2005) relataram que o peso de abate, o peso da carcaça quente, o peso da carcaça fria e a percentagem de gordura da carcaça foram maiores para os novilhos alimentados com silagem de milho, ou seja, 446 kg, 230 kg, 227 kg e 22,3%, em comparação com os novilhos alimentados com açúcar de cana, ou seja, 421 kg, 211 kg, 208 kg e 20,6%, respetivamente. Mas não houve diferença entre os novilhos alimentados com açúcar de cana ou silagem de milho em termos de rendimento de cortes a retalho.

Foi efectuado um ensaio em novilhos para determinar o efeito da substituição de silagem de erva por silagem de milho (Juniper *et al.,* 2005). As dietas incluíam silagem de erva (G), silagem de erva: silagem de milho @ 0,67:0,33 (GGM), silagem de erva: silagem de milho @0,33:0,67 (MMG) e silagem de milho (M). A DMI e o ganho de peso vivo aumentaram linearmente à medida que a silagem de milho substituiu a silagem de erva na mistura de forragens, resultando numa melhoria da taxa de conversão alimentar. A inclusão de milho conduziu a um aumento progressivo do ganho diário de carcaça e a um aumento do ganho diário de tecido adiposo e magro (P<0,01).

Medhi *et al.* (2010) compararam o valor nutritivo da silagem de aveia e da silagem de milho em vitelos cruzados em crescimento. As silagens foram oferecidas *ad libitum.* O ganho médio diário dos bezerros não variou significativamente entre os grupos, embora a eficiência da alimentação observada no grupo da silagem de aveia tenha sido significativamente melhor em comparação com o grupo da silagem de milho.

Nkosi e Meeske (2010) realizaram uma experiência em cordeiros Dorper sul-africanos alimentando-os com rações totalmente misturadas (TMRs) que continham 804 g/kg de haxixe de batata (PH) (Ensilado em frascos de 1,5 litros. com ou sem inoculantes heterofermentativos, ou seja, Lalsil Fresh *Lactobacillus Buchner* (LB) durante 3 meses). Os tratamentos foram TMR tratado com LB (LB-TMR) e TMR não tratado (U-TMR). O consumo de ração, o ganho médio diário, a digestibilidade dos nutrientes e a retenção de N foram maiores (P < 0,05) na silagem LB-TMR em comparação com as outras silagens.

2.2 EFEITO DA SUPLEMENTAÇÃO DE CONCENTRADO NA SILAGEM

2.3.1 Efeito sobre a ingestão voluntária e a digestibilidade dos nutrientes

A suplementação da silagem com proteínas tem, nalguns casos, demonstrado aumentar a ingestão de silagem (Gill e England, 1983; Morgan *et al.,* 1980; Thomas *et al.,* 1980). No entanto, há pouca informação sobre o efeito da degradabilidade dos suplementos proteicos na ingestão voluntária de silagem. Por outro lado, foi demonstrado que os suplementos de cereais têm o efeito de diminuir a ingestão de matéria seca da silagem (Wilkins 1981), enquanto quantidades adequadas de hidratos de carbono facilmente disponíveis podem melhorar o equilíbrio do fornecimento de azoto e energia disponíveis para os micróbios ruminais.

A alimentação de novilhas Holstein com silagem de milho mostrou que a ingestão de matéria seca da silagem em % do peso corporal foi de 6,7 kg/d e a ingestão de matéria orgânica foi de 6,4 kg/d e o ADG de 932g (Shaver *et al.*, 1984). Um ensaio de metabolismo em novilhos cruzados Beefmaster (300 kg) foi conduzido por Steven (1987) para estudar os efeitos associativos quantitativos entre a silagem de sorgo e o grão de sorgo, e para identificar os factores responsáveis. As dietas foram formuladas através da mistura de grãos de sorgo moídos (0, 15, 30, 45 e 60% da matéria seca da dieta) com silagem de sorgo e foram ajustadas para 15,0% de proteína bruta com farinha de soja. As digestibilidades da matéria seca e da fibra em detergente neutro aumentaram com o aumento do teor de grãos da dieta (efeito linear: P<0,01, P<0,05, respetivamente; efeito quadrático: P<0,005, P<0,06, respetivamente). A digestibilidade do amido, proteína bruta e hemicelulose não foi significativamente afetada pelo nível de grão. Níveis baixos de grão de sorgo (15 e 30%) melhoraram a digestibilidade das dietas à base de silagem de sorgo, enquanto que taxas mais elevadas de suplementação de grão (45 e 60%) não resultaram em mais melhorias.

Quatro rações completas são desenvolvidas misturando a silagem do topo da cana de açúcar com a mistura de concentrado na proporção de 70:30 (CR I), 60:40 (CR II), 50:50 (CR III) e 40:60 (CR IV) e avaliadas por Reddy *et al.* (1988) em bezerros búfalos e foi comparada com a silagem do topo da cana de açúcar. Eles relataram um DMI ligeiramente mais baixo em bezerros alimentados com silagem de cana de açúcar. O nível de mistura de concentrado nas rações completas não afectou significativamente a digestibilidade da MS, PC e CF. No entanto, a digestibilidade do NFE do CR III e CR IV foi significativamente maior do que o CR I. Todos os animais nas rações completas tiveram um balanço positivo de nitrogénio indicando que a silagem pode satisfazer as necessidades proteicas dos animais. A ingestão de NDT foi inferior ao nível recomendado (1,64 kg/d), indicando que a silagem do topo da cana-de-açúcar não podia satisfazcr as necessidades de NDT e que era necessária a suplementação com alimentos ricos em energia, tendo-se observado que a RC III, com silagem e mistura de concentrados numa proporção de 50:50, era superior às outras rações completas.

El-Tayeb *et al.* (1990) efectuaram uma experiência para avaliar o desempenho em termos de crescimento, o consumo de ração e a digestibilidade dos nutrientes em bovinos alimentados com sorgo com diferentes níveis de concentrado. Os touros foram alimentados com palha de sorgo *ad libitum* + 75, 65 e 55 % de mistura de concentrado e mistura de concentrado *ad libitum* + 1 kg de palha. A DMI e a FCR aumentaram à medida que (P<0,05) a ingestão de mistura de concentrado diminuiu. A digestibilidade aparente da MS, OM, CP foi maior para (P<0,05) touros alimentados ad libitum e mistura de concentrado 75% do que aqueles alimentados com mistura de concentrado 65 e 55%. A digestibilidade do EE, ADF e GE não foi afetada pelos tratamentos dietéticos

Os novilhos búfalos do grupo T1 (controlo) foram alimentados com silagem de aveia *ad libitum*, os do outro grupo (T2) foram alimentados com silagem de aveia + mistura de concentrado convencional e os do grupo T3 foram alimentados com silagem de aveia + mistura de concentrado não convencional (Chauhan e Gupta 1992). A digestibilidade da MS, PC, EE e NFE foi significativamente maior no grupo T2 em comparação com o controlo e T3. No entanto, a digestibilidade da OM e CF não foi significativamente diferente entre os três grupos. A DMI total foi mais elevada no grupo T3.

Petit *et al.* (1997) efectuaram um ensaio em borregos machos alimentados com feno, suplementado com dois níveis de concentrado comercial, isto é, 400 g e 100 g. A alimentação com a maior quantidade de concentrado tendeu a diminuir a ingestão de feno para 4,5% e a aumentar a DMI total para 8%. A digestibilidade da MS, PC, ADF e NDF foi de 73,5, 75,6; 73,3, 72,83; 68,3, 69,7 e 76,5, 72,5% para dietas com baixo teor de concentrado e dietas com alto teor de concentrado, respetivamente.

Os borregos foram divididos em três grupos iguais (6 animais cada) e alimentados com as seguintes rações: A ração 1 (R1) continha, com base na MS, 58% de mistura de alimentos concentrados (CFM), 42% de feno de bérberis e serviu de controlo; (R2) continha 56% de CFM, 21% de feno de bérberis e 23% de silagem de palha de milho e (R3) continha 55% de CFM e 45% de silagem de palha de milho (Ghanem *et al.*, 2000). O valor nutritivo como TDN e DCP foi significativamente diferente (P<0,05) e variou de 54,78 a 59,96% e 1,94 a 3,68%, respetivamente. O coeficiente de digestibilidade da ração testada foi mais elevado em EE e NFE nas rações que continham silagem de palha de milho do que na ração de controlo, enquanto a digestibilidade da OM, CP e CF foi insignificantemente mais elevada do que na ração de controlo. O ganho diário e a eficiência alimentar foram mais elevados com a ração de controlo do que com os outros tratamentos, mas a análise estatística não mostrou diferenças significativas entre os tratamentos. A eficiência económica indicou que a inclusão de silagem de palha de milho em R2 e R3 reduziu o custo da alimentação em 6,71 e 22,15%, respetivamente, em comparação com a ração de controlo.

As ovelhas da raça Marino foram alimentadas com palha de trigo (SO) ou suplementadas com 0,45 kg de concentrado por dia, sendo este fornecido numa refeição (S1) ou em duas refeições iguais (S2) por Castro *et al.* (2002). A suplementação com concentrado tendeu a reduzir (P<0,10) a ingestão diária de palha de trigo (valores médios de 13,8, 10,4 e 11,3g de MS por kg de peso vivo para SO, S1 e S2, respetivamente), mas a DMI total e a digestibilidade aparente da MS aumentaram (P<0,01). A digestibilidade aparente da dieta e a MO digestível não foram afectadas pela frequência de alimentação com concentrado.

Liu *et al.* (2005) efectuaram um ensaio em ovinos alimentados com uma dieta à base de caules de milho e uma mistura de caules de milho com concentrado comercial. Os animais foram alimentados com 150, 250, 350 e 450 g/d de concentrado misto em quatro períodos da experiência. A DMI do caule de milho aumentou com o nível de concentrado até atingir 350 g/d (P<0,01), mas não houve mais aumento significativo com 450 g/d (P>0,05). A digestibilidade mais elevada de MS, OM, CP, NDF e ADF foi registada em ovinos alimentados com 350 g/d de concentrado. O ganho de peso mais baixo foi observado com 350 e 450 g/d de concentrado

Pereira *et al.* (2006) realizaram um experimento para investigar o efeito da silagem de sorgo com diferentes níveis de concentrado sobre o consumo, digestibilidade aparente total do trato, ganho de peso, conversão alimentar e rendimento de carcaça. Os animais receberam as seguintes proporções de forragem: concentrado: 80:20, 65:35, 50:50, e 35:65 na base da matéria seca. Os diferentes rácios forragem: concentrado não alteraram significativamente os consumos de MS, MO, PC e TDN, todos expressos em kg/d, enquanto os consumos de MS (% peso corporal e g/kg $w^{0.75}$) e EE e NFE, ambos expressos em kg/d, aumentaram linearmente com o nível de concentrado. Por outro lado, o consumo de FDN, independentemente da forma de expressão, diminuiu linearmente quando o nível de concentrado aumentou de 20 para 65% da dieta. As digestibilidades totais aparentes da MS, da MO e da FDN foram semelhantes em todas as dietas, com uma média de 63,8, 65,1 e 82,2%, respetivamente. No entanto, as digestibilidades totais aparentes do CP, EE e NDF diminuíram linearmente com o aumento do concentrado nas dietas.

Keane *et al.* (2006) realizaram uma experiência de acabamento de bovinos de carne com os objectivos de (1) determinar as respostas de produção a níveis variáveis de concentrados suplementares com silagem de erva, (2) comparar os efeitos da alimentação com silagem e concentrados separadamente ou como uma ração mista total (TMR), e (3) comparar períodos de acabamento curtos (S) e longos (L). Os 6 tratamentos alimentares foram os seguintes (1) apenas silagem oferecida *ad libitum* (SO), (2) SO mais um baixo nível de concentrados oferecidos separadamente (LS), (3) SO mais um baixo nível de concentrados oferecidos como TMR (LM), (4) SO mais um alto nível de concentrados oferecidos separadamente (HS), (5) SO mais um alto nível de concentrados oferecidos como TMR (HM), e (6) concentrados *ad libitum* mais silagem restrita (AL). Os níveis de concentrado baixo e alto foram proporcionalmente 0,375 e 0,750 da ingestão diária de MS, respetivamente. Os períodos de acabamento S e L foram de 105 e 175 dias, respetivamente. A ingestão de MS de silagem diminuiu (P<0,01) e a ingestão total de MS aumentou (P<0,01) com o aumento do nível de concentrado. A ingestão máxima de MS ocorreu no nível alto de concentrado, mas a ingestão máxima de energia líquida ocorreu em concentrados *ad libitum* e concluiu que a resposta ao concentrado suplementar diminuiu com o aumento do nível. Marina *et al.* (2007) registaram que a DMI (kg/d) e a DMI g por kg de peso corporal metabólico em ovinos alimentados apenas com silagem de milho foi de 0,93 e 49,6, respetivamente. Também registaram que a digestibilidade da MS, MO, FDN, ADF e PC era de 63,1, 65,1, 59,5, 56,2 e 46,9 por cento, respetivamente.

Numa experiência, Huuskonen *et al.* (2007) compararam o desempenho de touros reprodutores alimentados com silagem de erva e concentrado na proporção de 300, 500 e 700 g/kg de MS. Não se registaram diferenças significativas na DMI (kg/d), mas o aumento da proporção de concentrado melhorou significativamente a digestibilidade da MS e da MO ($P<0,001$). No entanto, a digestibilidade do NDF diminuiu ($P<0,001$) à medida que a proporção de concentrado aumentou.

Foi realizada uma experiência com bovinos de carne alimentados com dietas contendo silagem de sorgo e concentrado nas proporções de 800:200, 650:350, 500:500 e 350:650 g/kg, numa base de matéria seca total, para determinar o consumo e a digestibilidade aparente total e parcial dos nutrientes, o pH ruminal e a concentração de amónia e a eficiência da síntese microbiana (Pereira *et al.*, 2007). O consumo, as digestibilidades aparentes totais da MS, MO, PB e FDN e o consumo de NDT aumentaram linearmente ($P<0,01$) com o aumento do concentrado na dieta. A ingestão de NDF e a digestibilidade aparente total diminuíram linearmente ($P<0,05$). As digestibilidades aparentes ruminal e intestinal da MS, MO, PC, FDN e FDN não foram influenciadas ($P>0,05$) pelo aumento do concentrado na dieta, e os valores médios foram 619 e 381 (g/kg); 656 e 349; 391 e 498; 902 e 79 e 600 e 399 (g/kg MS), respetivamente.

Embora o aumento do nível de concentrado na dieta tenha resultado em maior ingestão de quase todos os nutrientes, isso não resultou em alterações nas variáveis ruminais avaliadas.

Koralagama *et al.* (2008) estudaram o efeito do suplemento de palha de milho com caules de feijão-frade (*Vigna unguiculata*) / concentrado comercial no consumo de ração, digestibilidade dos nutrientes, ganho de peso vivo e rendimento de carcaça de ovinos machos das terras altas da Etiópia. As dietas experimentais consistiram em palha de milho *ad libitum*, sem suplemento ou com suplemento de 150 ou 300 g de MS de feijão-frade ou de concentrado comercial. A suplementação com feijão-frade em qualquer um dos níveis aumentou significativamente a ingestão de palha de milho, NDF total e lignina, mas não com concentrado comercial. A suplementação aumentou significativamente ($P<0,01$) a ingestão de azoto em relação ao controlo negativo e a retenção de azoto foi negativa para as ovelhas alimentadas apenas com palha de milho, mas positiva com todos os suplementos. A digestibilidade aparente da MS, OM e NDF melhorou significativamente com a suplementação.

Quatro novilhos cruzados Holstein x Zebu com peso inicial médio de 224±23 kg foram submetidos a dietas contendo silagem de *Bracharia brizantha* ou Marandu e níveis de concentrado de 200, 350,

500 e 600 g/kg de MS (Pereira *et al.* 2008). O consumo de MS, PB, EE, carboidratos totais e carboidratos não fibrosos aumentou linearmente (P<0,01) com o aumento do concentrado na dieta, mas o consumo de FDN diminuiu linearmente com o aumento do nível de concentrado. A digestibilidade aparente da MS e da MO foi afetada quadraticamente pelo nível de concentrado de 504, 507 g/kg MS. No entanto, a digestibilidade do PC, EE, NDF e TCHO não foi afetada pelo aumento do nível de concentrado.

Chizzotti *et al* (2010) avaliaram o consumo, a digestibilidade e o desempenho de novilhos alimentados com uma dieta à base de silagem de milho suplementada com dois níveis de concentrado.

Os tratamentos consistiram em 75% de silagem de milho + 25% de concentrado e 50% de silagem de milho + 50% de concentrado. Não se registaram diferenças significativas na ingestão diária de MS, MO e PC. Registou-se uma maior digestibilidade da MS e da MO com um nível de concentrado de 50%. Mas o ganho médio diário não foi influenciado pelos tratamentos

Uma experiência foi conduzida por Sohail *et al.* (2010) para investigar a influência das silagens de milho (*Zea mays*), sorgo (*Sorghum bicolor*) e painço (*Pennisetum americannum*) com ou sem concentrado na ingestão de nutrientes, digestibilidade, balanço de azoto e ganho de peso em ovelhas Sipli. Foram formuladas seis dietas experimentais com 100% de silagem de milho (MS), silagem de milho e concentrado 50:50 (MSC), 100% de silagem de sorgo (SS), silagem de sorgo e concentrado 50:50 (SSC), 100% de silagem de painço (MiS) e silagem de painço e concentrado 50:50 (MiSC), respetivamente. Para este efeito, 24 cordeiros Sipli foram distribuídos aleatoriamente por seis dietas experimentais num desenho completamente aleatório durante 90 dias, quatro cordeiros por dieta. Os resultados indicaram que, entre as várias dietas de silagem, os cordeiros alimentados com a dieta MS consumiram mais MS do que os alimentados com as dietas SS e MiS. Da mesma forma, os cordeiros alimentados com MSC tiveram maior consumo de matéria seca do que os alimentados com dietas SSC e MiSC. A proteína bruta (PC) e a fibra detergente neutra (FDN) consumidas pelos cordeiros também seguiram a mesma tendência. Foram também observadas digestibilidades mais elevadas de MS, CP e NDF nos cordeiros alimentados com as dietas MS e MSC do que nos alimentados com as dietas SS, SSC, MiS e MiSC. As digestibilidades globais de MS, PC e NDF foram mais elevadas nas dietas experimentais que continham silagem com concentrado. Os cordeiros alimentados com a dieta MS tiveram maior retenção de N do que os alimentados com SS e MiS, respetivamente. Os borregos alimentados com a dieta MSC tiveram uma retenção de N superior em 2,24 g/d e 5,12 g/d à dos borregos alimentados com as dietas SSC e MiSC, respetivamente. O estudo indicou que os borregos alimentados com a dieta MSC tinham maior ingestão de nutrientes, digestibilidade, balanço de azoto e ganho de peso

2.2.2 Efeito no crescimento e nas características da carcaça

A suplementação de concentrado (200 g/animal/d; 20 - 30% de proteína bruta, farinhas de peixe ou de soja como fonte de proteína) à dieta basal de silagem de fubá de milho doce, aumentou a ingestão total de matéria seca (29,0%), no entanto, a ingestão de matéria seca de silagem de fubá de milho doce diminuiu (13,6%), como relatado por Yacob (1994). O fornecimento de 100% da silagem de palha de milho doce aos cordeiros foi suficiente para a manutenção, bem como para um pequeno ganho médio diário (10,7 g/d), com uma percentagem de cobertura de 42,5%, gordura da carcaça de 3,3% e relação carne/osso de 1,86:1. A suplementação com concentrado aumentou o ganho médio diário para 7l,6 g/d, a percentagem de cobertura para 47,7%, a gordura da carcaça para 8,3% e a relação carne/osso para 2,8:1

Bhuyan *et al.* (1996) efectuaram um estudo para determinar as características de crescimento e de carcaça de cabritos cruzados alimentados com rações contendo diferentes rácios de concentrado: forragem grosseira de 23:77 (A), 32:68 (B), 43:57 (C) e 48:52 (D) durante 90 dias. O DMI/kg $w^{0.75}$ foi significativamente mais elevado nos grupos C e D. Observou-se uma diminuição significativa do consumo de ração por unidade de ganho de peso vivo nos grupos C e D. O ADG foi mais elevado no grupo D, seguido dos grupos C, B e A. O ADG observado foi de 22,1, 31,3, 51,7 e 60,5 g, respetivamente, para A, B, C e D. Não houve diferenças significativas entre os tratamentos nutricionais nas características da carcaça, mas observou-se um aumento significativo na percentagem de gordura dissecável, que aumentou progressivamente do grupo A para o D.

Bosman *et al.* (2000) alimentaram os cabritos Merino da África do Sul com silagem de milho a 50 e 70% e restante com mistura de concentrado e encontraram ADG (g/lamb/d) de 161±18,9 e 154,0±23,5 e FCE (g/g) de 6,19±0,42 e 6,26±0,43 com as rações contendo 50 e 70% de níveis, respetivamente. A massa da carcaça (kg) foi de 21,80±0,6 e 20,90±0,4; a porcentagem de toucinho foi de 48,60±1,6 e 47,30±1,3; a espessura de gordura (mm) foi de 5,20±0,3 e 4,7±0,9; e o comprimento da carcaça (mm) foi de 109,30±1,0 e 109,30±2,40 em cordeiros alimentados com silagem de milho nos níveis de 50 e 70%, respetivamente.

Scerra *et al.* (2001) avaliaram duas dietas experimentais em vinte cordeiros que receberam feno de aveia *ad libitum* e concentrado comercial. O segundo grupo (o mesmo número de cordeiros, grupo silagem) recebeu polpa cítrica e silagem de palha de trigo *ad libitum* e 70% do concentrado comercial. Não foram observadas diferenças de peso vivo entre os tratamentos, e os pesos das carcaças foram semelhantes para as duas dietas. Os animais que receberam silagem produziram carcaças com melhor conformação muscular e com menor escore de gordura (P<0,05). A carne das amostras ensiladas apresentou maior teor de água (P<0,05).

Keane *et al.* (2006) realizaram uma experiência de acabamento de bovinos de carne com os objectivos de (1) determinar as respostas de produção a níveis variáveis de concentrados suplementares com silagem de erva, (2) comparar os efeitos da alimentação com silagem e concentrados separadamente ou como uma ração mista total (TMR), e (3) comparar períodos de acabamento curtos (S) e longos (L). Os 6 tratamentos alimentares foram os seguintes (1) silagem oferecida *ad libitum* (SO), (2) SO mais um baixo nível de concentrados oferecidos separadamente (LS), (3) SO mais um baixo nível de concentrados oferecidos como TMR (LM), (4) SO mais um alto nível de concentrados oferecidos separadamente (HS), (5) SO mais um alto nível de concentrados oferecidos como TMR (HM), e (6) concentrados *ad libitum* mais silagem restrita (AL). Os ganhos de peso vivo registados para SO, LS, LM, HS, HM e AL foram 212, 900, 929, 1111, 1089 e 1207 g/d, respetivamente. Os ganhos de peso de carcaça correspondentes foram de 119, 506, 540, 662, 633 e 746 g/d. A proporção de abate, o índice de conformação da carcaça e todas as medidas de gordura aumentaram significativamente com o aumento do nível de concentrado. A alimentação com TMR aumentou a ingestão de silagem no nível baixo de concentrado, mas não teve qualquer efeito no desempenho geral do animal ou nas características da carcaça. O prolongamento do período de acabamento reduziu (P<0,001) o ganho de peso vivo diário, mas a redução associada ao ganho de peso da carcaça não foi estatisticamente significativa. Concluiu-se que a resposta aos concentrados suplementares diminuiu com o aumento do nível.

Huuskonen *et al.* (2007) realizaram uma experiência para estudar o efeito da suplementação de concentrado à silagem de erva no desempenho animal. As três proporções de concentrado foram 300, 500 e 700g/kg de MS. Os resultados indicaram que o aumento da proporção de concentrado conduziu a uma melhoria linear do ganho diário de peso vivo (P<0,05), mas não se registaram diferenças significativas na DMI. A TCA diminuiu significativamente com o aumento da proporção de concentrado (P<0,001).

Um experimento para investigar o efeito da silagem de sorgo com diferentes níveis de concentrado sobre o ganho de peso, conversão alimentar e rendimento de carcaça foi realizado por Pereira *et al.* (2007). O gado de corte recebeu as seguintes proporções de forragem: concentrado de 80:20, 65:35, 50:50, e 35:65 na base de MS. Tanto o ganho médio diário quanto a conversão alimentar não foram afetados pelas dietas, com média de 1,40 kg/d e 8,08 kg de DMI/kg de ganho de peso corporal, respetivamente. O peso final médio dos animais foi de 523 kg entre as dietas. O rendimento de carcaça dos animais aumentou linearmente quando a relação forragem: concentrado passou de 80:20 para 35:65. A dieta com a relação forragem: concentrado de 80:20 resultou em menores custos de produção de carne do que as dietas com maiores proporções de concentrado.

Mustafa *et al.* (2008) efectuaram outro ensaio para determinar o efeito de dietas de acabamento à base de concentrado e silagem no desempenho do crescimento e nas características da carcaça de cordeiros em fase de acabamento. Aos borregos foi oferecida uma dieta de acabamento à base de concentrado juntamente com 100 g de feno/cabeça ou silagem oferecida *ad libitum* juntamente com 450 g/cabeça/d de um suplemento de concentrado. Os cordeiros alimentados com a dieta concentrada consumiram mais MS e tiveram uma TCA mais baixa do que os cordeiros alimentados com a dieta de silagem. O ADG observado nos cordeiros alimentados com dieta de concentrado e dieta de silagem foi de 382 g e 109 g, respetivamente. Os cordeiros alimentados com dieta concentrada tinham significativamente mais gordura ($P<0,05$) do que os grupos alimentados com silagem.

Tratamentos dietéticos incluindo controlo (palha de arroz *ad libitum*+2% b.wt de concentrado) e silagem de cevada *ad libitum*+ três níveis crescentes de concentrado suplementado a 2.0, 1.5 e 1.0 % de b.wt. foram dados a cabras pretas coreanas por Soon *et al.* (2008). Eles relataram que o ADG foi significativamente ($P<0,05$) maior para a silagem de cevada suplementada com 1,5 e 2 % de nível de concentrado do que o grupo de controlo. A percentagem de carcaça e de carne foi significativamente ($P<0,05$) mais elevada para a silagem de cevada com 1,5 e 2% de concentrado do que o controlo e a silagem de cevada com 1% de concentrado.

Minchin *et al.* (2009) alimentaram as vacas leiteiras com silagem de erva suplementada com três níveis de concentrado e observaram as características de crescimento e de carcaça. Os quatro tratamentos foram silagem de erva ad libitum (GS), silagem de erva + 3 kg de concentrado (GS+3), silagem de erva + 6 kg de concentrado (GS+6) e silagem de erva + 9 kg de concentrado (GS+9). Houve um aumento linear ($P<0,001$) no ADG para os três primeiros tratamentos dietéticos (0,71, 0,91 e 1,14 kg, respetivamente), sem resposta adicional ao incremento final (1,15 kg). Não houve diferença significativa nas características da carcaça.

Sohail *et al.* (2010) realizaram uma experiência com cordeiros *sipli* machos, alimentando-os apenas com silagem de milho (*Zea mays*) (MS) e silagem de milho e concentrados a 50:50 (MSC), tendo registado um ganho médio diário de 145 e 180 g/d, respetivamente, nos cordeiros alimentados com MS e MSC

dietas. Verificou-se um aumento significativo ($P<0,05$) do ADG quando a silagem foi suplementada com concentrados (MSC) a um nível de 50 por cento. A FCR também foi elevada na dieta de silagem suplementada com concentrado do que apenas na ração de silagem em cordeiros.

CHAPTER III

MATERIAIS E MÉTODOS

Foi realizado um estudo para avaliar a silagem de bagaço de sorgo doce (SSB) quanto aos princípios de proximidade, fracções de fibra, digestibilidades de nutrientes *in vivo* e valor nutritivo. O bagaço triturado com as folhas descascadas foi transformado em silagem e foi efectuado um ensaio de crescimento e metabolismo com suplementação de mistura de concentrados a diferentes níveis para avaliar a taxa de crescimento, as características da carcaça e a utilização de nutrientes em borregos Nellore em crescimento. A experiência foi efectuada no Departamento de Nutrição Animal, Faculdade de Ciências Veterinárias, Rajendranagar, Hyderabad.

3.1 PREPARAÇÃO DE ALIMENTOS EXPERIMENTAIS

3.1.1 Produção de silagem

3.1.1.1 Construção de silo

O silo de tipo trincheira foi construído nas instalações do Department of Animal Nutrition, College of Veterinary Science, Rajendranagar, com dimensões de 12'L x 9' W x 6'H, de modo a acomodar cerca de 10 toneladas de silagem. Todas as paredes interiores e exteriores, bem como o fundo do silo, foram cimentados para evitar a infiltração de águas subterrâneas, se for caso disso. Todos os lados do silo foram cobertos com uma cobertura de plástico HDPE antes de encher o silo com SSB.

3.1.1.2 Aquisição de barras de aço inoxidável

A SSB foi adquirida na unidade de esmagamento descentralizada do ICRISAT, Patancheru, estabelecida em Daulathabad, distrito de Medak, no âmbito do projeto ICRISAT - NAIP sobre "Modelo de Cadeia de Valor para a Produção de Bioetanol a partir de Sorgo Doce em Áreas Alimentadas pela Chuva através de Ação Colectiva e Parceria". Depois de extrair o sumo, o teor de humidade do SSB juntamente com as folhas era de cerca de 50-60 por cento e foi feita uma tentativa de ensilar o material fresco - inteiro e picado com a adição de aditivos para o tornar mais nutritivo e palatável. O SSB foi cortado em pedaços de 1,5-2,0 cm com um cortador de palha antes de ser ensilado.

3.1.1.3 Aditivos para silagem

Melaço de cana de açúcar, ureia (grau de fertilizante) e sal comum foram adicionados a 1, 0,5 e 0,5 por cento, respetivamente, ao fazer a silagem de SSB. Foram misturados em água (25 l/ton) num tambor de plástico cuidadosamente com uma vara e foram polvilhados uniformemente em cada camada de SSB picada.

3.1.1.4 Compactação

As barras de aço inoxidável cortadas foram pisadas com pranchas de madeira por duas pessoas por cada metro de altura no silo. Tomou-se muito cuidado ao pisar as barras de aço inoxidável picadas para evitar a retenção de ar no silo, de modo a manter um ambiente anaeróbico rigoroso no silo. A compactação das barras de aço inoxidável picadas foi efectuada em declive, de modo a drenar rapidamente a água em caso de chuva.

3.1.1.5 Selagem do silo

Depois de encher o SSB picado até cerca de um pé acima da altura do silo, este foi firmemente coberto com tampas de plástico HDPE e sacos pesados cheios de areia foram mantidos sobre o silo para evitar a entrada de ar e água no silo. O silo foi aberto no dia 30th após a selagem para a alimentação dos borregos experimentais.

3.1.2 Preparação da mistura concentrada

Os ingredientes dos alimentos concentrados para animais foram adquiridos no mercado local de Hyderabad. A mistura de concentrados com 17% de PC e 70% de TDN (Quadro 1) foi preparada na fábrica de rações situada no Departamento de Nutrição Animal, Faculdade de Ciências Veterinárias, Rajendranagar, Hyderabad.

Quadro 1: Composição dos ingredientes (g/kg) da mistura concentrada

Nome do ingrediente	Mistura concentrada
Milho em grão	310.0
Bolo de amendoim	165.0
Bolo de girassol	200.0
Sêmea de arroz desidratada	230.0
Melaço	50.0
Ureia	15.0
Mistura mineral	20.0
Sal	10.0

3.1.3 ESTUDO DE CRESCIMENTO

3.1.4 Seleção e distribuição de borregos experimentais

Vinte e oito cordeiros Nellore em crescimento (14,05±0,61) com cerca de 3 meses de idade foram comprados a criadores de gado do distrito de Nalgonda, em Mallepally shandy, para a realização de um ensaio de crescimento durante um período de 120 dias. Os animais foram distribuídos aleatoriamente em quatro grupos de sete animais cada, num desenho de blocos aleatórios completos (CRD), de modo a que os pesos corporais iniciais fossem semelhantes em todos os grupos.

3.1.5 Rações experimentais

Quatro grupos experimentais foram alimentados com as respectivas rações, como mencionado abaixo, durante um período de quatro meses.

O primeiro grupo (R-I) de borregos Nellore em crescimento foi alimentado com silagem de SSB *ad libitum*.

O segundo grupo (R-II) foi alimentado com uma mistura de concentrado a 170 g (aproximadamente 30% da ingestão total de matéria seca (DMI)) + silagem de SSB *ad lib*.

O terceiro grupo (R-III) foi alimentado com uma mistura de concentrado a 225 g (aproximadamente 40% do DMI total) + silagem de SSB *ad lib*.

O quarto grupo (R-IV) foi alimentado com uma mistura de concentrado a 280 g (aproximadamente 50% do DMI total) + silagem de SSB *ad lib*.

3.1.6 Alojamento e maneio de borregos experimentais

Todos os animais foram mantidos em condições higiénicas em recintos bem ventilados (4m x 3m). Todos os animais foram desparasitados no início e a meio da experiência. Após 7 dias de desparasitação no início, os borregos foram vacinados contra a vacina contra a PPR. Os galpões experimentais foram mantidos em ambiente saudável e com limpeza adequada.

3.1.7 Alimentação e abeberamento de borregos experimentais

As quatro dietas (R-I, R-II, R-III e R-IV) foram distribuídas aleatoriamente por quatro grupos de animais num ensaio de crescimento de 120 dias. A silagem foi oferecida *ad libitum* aos animais diariamente às 9, 12 e 15 horas e o concentrado foi suplementado separadamente às 11 horas. Assim, a quantidade exacta de alimentos consumidos diariamente pelos animais experimentais foi registada durante todo o período experimental. Foi posta à disposição de cada animal água potável limpa e fresca em baldes durante todo o período experimental.

3.1.8 Gravação de peso em direto

Os animais experimentais foram pesados quinzenalmente utilizando uma balança digital eletrónica antes de lhes ser oferecida comida e água de manhã. Os pesos foram registados em dois dias consecutivos e a média foi considerada para representar o peso corporal.

3.1.9 Ganho médio diário (GMD) e rácio de conversão alimentar (FCR)

O ADG e a FCR foram calculados como

$$\text{ADG (g)} = \frac{\text{Final weight (kg)} - \text{Initial weight (kg)}}{\text{No. of days of growth trial}} \times 1000$$

$$\text{FCR} = \frac{\text{kg feed consumed}}{\text{kg gain in body weight}}$$

3.2 ESTUDO DO METABOLISMO

No final do ensaio de crescimento, foi efectuado um estudo metabólico de digestão com borregos Nellore para avaliar a utilização de nutrientes e o equilíbrio de N das rações experimentais no estudo de crescimento. Os animais foram mantidos em gaiolas metabólicas individuais, higiénicas e bem ventiladas (40" de comprimento, 26" de largura), com alimentação e abeberamento, desde 5 dias antes do início do ensaio metabólico até ao fim do ensaio.

Durante o período de recolha de 7 dias, foram registados o consumo diário de ração, os restos de ração, bem como as fezes e a urina evacuadas. Durante o período do ensaio de metabolismo, procedeu-se à recolha de fezes 24 horas por dia, utilizando sacos fecais atrelados aos borregos. A produção diária de urina de cada cordeiro foi medida através da recolha de urina em frascos de vidro mantidos no fundo das gaiolas metabólicas. Foram adicionadas diariamente algumas gotas de tolueno aos frascos de recolha de urina para evitar a perda de azoto.

3.2.1 Recolha de amostras

3.2.1.1 Alimentos para animais e resíduos de alimentos para animais

Foram recolhidas amostras representativas de cada alimento oferecido e dos resíduos para estimar a MS e agrupadas durante 7 dias. As amostras de todos os alimentos experimentais e resíduos foram moídas separadamente num moinho Wiley de laboratório através de uma peneira de 1 mm e conservadas em frascos herméticos para análise posterior.

3.2.1.2 Fezes

As fezes de cada animal foram recolhidas em recipientes separados. A quantidade total de estrume evacuado durante cada uma das 24 horas anteriores foi pesada, bem misturada e colocada num frasco com rolha de boca larga antes de ser enviada para o laboratório para análise.

Para a determinação da MS, foram recolhidas alíquotas de 1/10th das fezes diárias de cada animal em petrechos previamente pesados e secas durante a noite em estufa de ar quente a $100 \pm 5°$ C. As amostras secas de 7 dias foram reunidas e trituradas num moinho Wiley de laboratório e conservadas em recipientes herméticos para análise posterior.

Para a determinação do N, 1/10th parte do total de fezes evacuadas durante as 24 horas anteriores por cada animal foi pesada e conservada num frasco de amostragem com tampa de rosca hermética, previamente pesado e rotulado, e refrigerado até ser analisado o teor de N.

3.2.1.3 Urina

Para a estimativa do azoto, 5 por cento da urina total evacuada diariamente por cada animal, depois de misturada, foi composta e conservada em garrafas de vidro e mantida no frigorífico até ser analisada quanto ao teor de azoto.

3.3 ESTUDOS DE CARCAÇAS

Três animais representativos de cada grupo foram seleccionados aleatoriamente e abatidos após a conclusão de ambos os ensaios de crescimento, tendo sido estudadas várias características da carne, tais como a percentagem de tecido adiposo, as proporções de carne, osso e gordura na carcaça, os órgãos comestíveis e não comestíveis e a composição da carne.

3.3.1 Método de abate

Os animais representativos foram abatidos segundo o método "Halal", após terem passado fome durante a noite. Os pesos vivos antes do abate foram registados. A evisceração, a esfola, a preparação e a evisceração foram efectuadas de acordo com os procedimentos normalizados descritos por Gerrand (1964).

Foi registado o peso das carcaças quentes, dos órgãos comestíveis (fígado, coração, testículos, diafragma, rins e baço) e dos órgãos não comestíveis (sangue, pulmões, traqueia, estômago e intestinos). As carcaças foram então divididas em 5 cortes - perna, lombo, cachaço, espádua e pescoço, pernil e peito, como sugerido pelo National Livestock and Meat Board dos Estados Unidos da América (Brandly *et al.*, 1968).

3.3.2 Corpo vazio de Wight (EBW)

O peso registado após a dedução do enchimento intestinal do peso antes do abate foi registado como EBW.

3.3.3 Pesos dos órgãos

O peso do fígado, do coração, dos rins, da fressura (pulmão com traqueia, fígado e coração) e do trato gastrointestinal (TGI) cheio e vazio foi expresso em percentagem do peso antes do abate.

3.3.4 Peso comestível

O peso dos produtos comestíveis, que inclui o peso da carcaça, do fígado, do coração, dos rins, dos testículos, da cabeça e dos pés preparados, foi expresso em percentagem do peso antes do abate.

3.3.5 Miudezas não comestíveis

O peso do sangue, do TGI vazio, da pele, do baço e dos pulmões com traqueia foi registado logo após o abate e expresso em percentagem do peso antes do abate.

3.3.6 Peso do penso

O peso da carcaça quente foi expresso em percentagem do peso antes do abate, bem como do EBW, para obter a percentagem de preparação.

3.3.7 Relação Osso - Carne

Os ossos, a carne e a gordura de 3 animais representativos de cada grupo foram pesados e expressos em percentagem dos respectivos cortes.

3.3.8 Padrões de corte de vários cortes de atacado

3.3.8.1 Perna

A perna foi retirada da carcaça através de um corte com uma serra em ângulo reto em relação ao dorso, junto ao osso da anca.

3.3.8.2 Lombo

O lombo foi retirado da carcaça desde o osso da anca até à parte anterior da última costela.

3.3.8.3 Cremalheira

A cremalheira foi obtida cortando a partir da parte posterior da costela 12th até à parte anterior da costela 5th .

3.3.8.4 Ombro e pescoço

Esta foi esculpida cortando desde a parte posterior da 4th costela até ao pescoço (incluindo o pescoço).

3.3.8.5 Pernil e peito

Antes de cortar o ombro e a cremalheira, foi efectuada uma incisão com uma faca 4" acima da articulação costa-esternal e a peça foi removida com uma serra.

Os pesos dos diferentes cortes grossistas foram registados separadamente.

3.3.8.6 Osso, gordura e músculos separáveis

Os pesos da gordura, do músculo e do osso foram registados separadamente da carcaça.

3.4 MÉTODOS ANALÍTICOS

3.4.1 Análise Proximal

A análise proximal dos alimentos, fezes, resíduos e carne e o teor de N da urina foram efectuados de acordo com os procedimentos descritos pela AOAC (1997).

3.4.1.1 Matéria seca (MS)

O teor de MS dos alimentos e das fezes foi determinado através da secagem de uma quantidade pesada da amostra num copo de humidade durante a noite a $100 \pm 2^\circ$ C até um peso constante. O peso da amostra seca, expresso em percentagem da amostra original seca ao ar, representa a percentagem de MS na amostra.

3.4.1.2 Proteína bruta (PC)

Uma quantidade conhecida de amostras trituradas (alíquotas apropriadas, no caso de fezes e urina húmidas) foi digerida utilizando o Turbotherm (Gerhardt, Alemanha) com uma quantidade adequada de H_2SO_4 concentrado na presença de uma mistura de digestão catalítica ($CuSO_4$ e K_2SO_4 numa proporção de 1:10). Foi também efectuado um ensaio em branco com ácido juntamente com as amostras para correção de qualquer contribuição de N pelo próprio ácido. O teor de N da amostra foi estimado por destilação num analisador automático (Vapodest, Gerhardt, Alemanha). O teor de N multiplicado pelo fator 6,25 deu o teor de PC da amostra, que foi expresso em percentagem no DMB.

3.4.1.3 Extrato etéreo (EE)

Uma quantidade conhecida de amostra isenta de humidade foi extraída com éter de petróleo ($60-80^\circ$ C) durante 8 h num balão de óleo previamente pesado, utilizando o aparelho de extração Soxhlet. A gordura bruta extraída no frasco de óleo foi seca em estufa até atingir um peso constante e expressa como percentagem de EE no DMB.

3.4.1.4 Cinza total (TA) e matéria orgânica (OM)

As amostras pesadas e descarbonizadas foram incineradas numa mufla a $550-600^\circ$ C durante 3 h. O peso do resíduo restante foi expresso em percentagem de cinzas totais no DMB. A matéria orgânica foi obtida deduzindo a percentagem de cinzas totais no DMB de 100.

3.4.1.5 Fibra bruta (FC)

A fibra bruta foi calculada tratando a amostra com 1,25% de H_2SO_4 e 1,25% de NaOH e o resíduo restante foi incinerado numa mufla a $550-600^\circ$ C. A perda devido à incineração foi considerada como fibra bruta.

3.4.1.6 Extrato isento de azoto (NFE)

O extrato isento de azoto foi obtido subtraindo a 100 a soma da percentagem de PC, EE, CF e cinzas totais.

3.4.2 Análise das fracções de fibras

As fracções de fibras nos alimentos, fezes e resíduos foram realizadas de acordo com o método descrito por Van Soest *et al.* (1991).

3.4.2.1 Fibra em detergente neutro (FDN)

A fibra em detergente neutro foi calculada por refluxo da amostra com uma solução de detergente neutro (p^H 7.2) durante 1 h até se obter um volume constante, tendo o resíduo deixado sido seco numa estufa de ar quente a $100 \pm 2°$ C. O peso da amostra seca foi expresso em percentagem de fibra em detergente neutro.

3.4.2.2 Fibra em detergente ácido (ADF)

O ADF foi estimado de forma semelhante ao NDF por refluxo da amostra com solução de detergente ácido (pH 2,0) durante 1 h até um volume constante.

3.4.2.3 Celulose e hemicelulose

A celulose foi calculada tratando a amostra tratada com ADF com H2SO4 a 72% durante pelo menos três horas e o resíduo deixado foi seco numa estufa de ar quente a $100 \pm 2°$ C. A perda de peso devida ao tratamento com H2SO4 a 72% foi calculada como celulose. A hemicelulose foi calculada deduzindo a percentagem de ADF da percentagem de NDF.

3.5 ECONOMIA

O custo das rações experimentais foi calculado com base no preço de mercado prevalecente dos ingredientes e no custo de transformação. O custo médio de transformação das várias rações foi calculado com base em dois turnos de 8 horas cada, para 300 dias de trabalho/ano. Os encargos directos incluem o consumo de energia, os salários dos operadores e da mão de obra, etc. Os encargos fixos incluem a depreciação do equipamento, os juros do edifício, os seguros e os encargos de manutenção. O custo total da transformação foi calculado adicionando os encargos fixos e os encargos directos. Assim, o custo total da ração foi obtido através da soma do custo de transformação mais o custo dos alimentos consumidos durante todo o período de alimentação (120 d). O custo por kg de ganho de peso vivo foi obtido dividindo o custo total da ração consumida pelo ganho de peso corporal total.

3.6 ANÁLISE ESTATÍSTICA

A análise estatística dos dados foi efectuada de acordo com os procedimentos sugeridos por Snedecor e Cochran (1994). A análise de variância por mínimos quadrados foi utilizada para testar a significância dos vários tratamentos e a diferença entre as médias dos tratamentos foi testada quanto à significância pelo novo intervalo múltiplo de Duncan e pelo teste F (Duncan, 1955).

CHAPTER IV

RESULTADOS

4.1 ESTUDO DE CRESCIMENTO

Foi efectuado um ensaio de crescimento de 120 dias em borregos em crescimento de Nellore, alimentando-os com silagem de SSB suplementada com concentrado a 0,0 (R-I), 170 (R-II), 225 (R-III), 280 (R-IV) g/d e são apresentados os resultados do estudo.

4.1.1 Composição química

A composição química das rações experimentais de silagem de SSB fornecidas a borregos Nellore em crescimento é apresentada no Quadro 2, Fig. 1. Os valores percentuais de MS, OM, CP, EE, CF, NFE, TA, NDF, ADF, hemicelulose, celulose e lignina foram 34,83, 92,46, 7,48, 1,99, 37,14, 45,30, 7,53, 71,81, 46,75, 25,06, 31,16 e 9.08 para a silagem de SSB; 89,50, 88,31, 17,27, 3,45, 9,34, 58,26, 11,68, 32,05, 13,32, 18,73, 7,09 e 3,11 para a mistura de concentrado (17% CP e 70% TDN), respetivamente, com base na matéria seca.

4.1.2 Efeito sobre os pesos corporais quinzenais

Os pesos corporais quinzenais de cordeiros Nellore em crescimento alimentados com silagem de SSB e rações de mistura de concentrado durante quatro meses são apresentados no Quadro 3, Fig. 2. A suplementação de concentrado à silagem de SSB influenciou significativamente as alterações quinzenais do peso corporal dos cordeiros durante 120 dias de alimentação. O peso corporal inicial de 14,05 ±0,61, 14,05±0,66, 14,00±0,89 e 14,00±0,63 kg aumentou/diminuiu para 11,91±0,72, 18,53±0,86, 20,20±1,16 e 21,53±0,06 kg após 120 dias de alimentação em cordeiros alimentados com as rações R-I, R-II, R-III e R-IV, respetivamente. Os valores foram significativamente diferentes ($P<0,05$) durante 3rd quinzenas e altamente diferentes ($P<0,01$) de 4th a 8th quinzenas entre os cordeiros Nellore alimentados com silagem de SSB suplementada com concentrado em diferentes níveis. Os cordeiros alimentados com silagem SSB +280 g de concentrado (R-IV) apresentaram pesos corporais mais elevados do que as outras rações, mas não houve diferença significativa entre os cordeiros alimentados com as rações R-II, R-III e R-IV até 7th quinzena. Registou-se uma diminuição constante do peso corporal dos cordeiros alimentados apenas com silagem de SSB (R-I).

Quadro 2: Composição química (% MS) da silagem de SSB e da mistura de concentrados

Cada valor é a média de uma análise em triplicado

Nutriente	Nível de %	
	Silagem de SSB	Concentrado

		mistura
Princípio da proximidade		
Matéria seca	34.83	89.50
Matéria orgânica	92.46	88.31
Proteína bruta	7.48	17.27
Extrato etéreo	1.99	3.45
Fibra bruta	37.14	9.34
Extrato isento de azoto	45.86	58.25
Cinzas totais	7.53	11.68
Componentes da parede celular		
Fibra de detergente neutro	71.81	32.05
Fibra de detergente ácido	46.75	13.32
Hemicelulose	25.06	18.73
Celulose	31.16	7.09
Lignina detergente ácida	9.05	3.11

Com base na matéria seca, exceto para a matéria seca

Quadro 3: Efeito da alimentação com silagem de SSB suplementada com diferentes níveis de concentrado no peso corporal quinzenal (kg) de borregos Nellore em crescimento

Quinzena	<u>Ração</u>	-			
	R-I	R-II	R-III	R-IV	SEM
Peso inicial (kg) 1st quinzena	14.05±0.61	14.05±0.66	14.00±0.89 13.81±0.86	14.00±0.63 14.34±0.45	0.35
	14.00±0.66	13.51±0.61			0.31
2nd quinzena	13.30±0.56	13.84±0.71	14.37±0.84	15.10±0.40	0.33
3rd quinzena*	13.31±0.56[b]	14.82±0.77[ab]	15.34±0.97[ab]	16.58±0.37[a]	0.40
4th quinzena**	12.81±0.59[b]	15.42±0.70[a]	16.20±1.03[a]	17.07±0.37[a]	0.45
5th quinzena**	12.81±0.64[b]	16.64±0.46[a]	17.17±1.16[a]	18.32±0.54[a]	0.53

6th quinzena**	12.46±0.70[b]	17.37±0.88[a]	18.60±0.96[a]	19.58±0.58[a]	0.64
7th quinzena**	12.70±0.73[b]	17.80±0.87[a]	18.68±1.15[a]	20.11±0.61[a]	0.67
Peso final** (8th quinzena)	11.91±.072[c]	18.53±0.86[b]	20.20±1.16[ab]	21.53±.067[a]	0.69
Aumento de peso (kg)**	-2.14±0.52[c]	4.48±0.39[b]	6.20±0.83[ab]	7.53±0.65[a]	1.59

Cada valor é a média de sete observações.

[a,b,c] Os valores com sobrescritos diferentes numa linha diferem significativamente *(P<0,05), **(P<0,01) O ganho de peso dos cordeiros Nellore alimentados com as rações R-I, R-II, R-III e R-IV foi de -2,14±0,52, 4,48±0,39, 6,20±0,83 e 7,53±0,65 kg, respetivamente. O ganho de peso foi significativamente (P<0,01) diferente entre as rações R-I e R-II, R-III e R-IV, mas não significativamente diferente entre as rações R-II e R-III e R-III e R-IV.

4.1.3 Ganho médio diário

O ganho médio diário (ADG) observado em borregos Nellore em crescimento alimentados com as rações R-I (silagem única), R-II (silagem + mistura de concentrado @ 170 g), R-III (silagem + mistura de concentrado @ 225 g), R-IV (silagem + mistura de concentrado @ 280 g), foi de -17,91±4,97, 37,26±3,90, 51,70± 8,19 e 62,76±5,39 g, respetivamente (Tabela 4 e Fig. 3). O ganho médio diário (GMD) dos borregos alimentados com a ração R-IV foi significativamente (P<0,01) superior ao da R-I e da R-II, mas os valores foram comparáveis aos da R-III. Registou-se um GDA negativo nos borregos alimentados apenas com silagem de SSB (R-I) e não houve diferença significativa no GDA entre as rações R-IV e R-III e R-III e R-II.

4.1.4 Ingestão de matéria seca

A média diária da ingestão de matéria seca (DMI) expressa em g/d, por percentagem do peso corporal e por unidade de peso corporal metabólico das quatro dietas experimentais durante o período de crescimento é apresentada no Quadro 4. A DMI média expressa em g/d, por percentagem do peso corporal e por unidade de peso corporal metabólico (g/d) em borregos alimentados com as dietas experimentais R-I, R-II, R-III e R-IV foi de 351,17±8,06, 2,70±0,06, 51,34±1,18; 507,06±25,70, 3,11±0,16, 62,52±3,17;

4.1.5 8±25,76 3,14±0,15, 63,84 ±3,06 e 606,90±34,66, 3,42 ±0,20 e 70,16±4,01, respetivamente. O DMI (g/d) foi significativamente (P <0,01) mais elevado nos cordeiros alimentados com a ração R-IV, seguidos pelos alimentados com as rações R-III, R-II e R-I. No entanto, a diferença no DMI (g/d) em cordeiros alimentados com as rações R-II e R-III e com as rações R-III e R-IV não foi significativa. Não houve diferença significativa no DMI quando expresso em % do peso corporal entre os cordeiros Nellore alimentados com silagem SSB, silagem SSB + concentrado em diferentes níveis. A DMI por unidade de peso corporal metabólico foi significativamente (P<0,05) diferente entre os cordeiros alimentados apenas com silagem de SSB e suplementados com concentrado e foi maior em R-IV. Não houve diferença significativa no DMI (g/kg $w^{0.75}$) entre os cordeiros alimentados com as rações R-II, R- III e R-IV.

4.1.6 Rácio de conversão alimentar

O rácio de conversão alimentar (FCR) (kg DMI/kg de ganho) nos cordeiros Nellore alimentados com as rações R-I, R-II, R-III e R-IV foi de -19,61±0,45, 13,61±0,69, 10,38±0,50 e 9,67±0,55, respetivamente (Quadro 4). Registou-se uma TCA negativa nos borregos alimentados apenas com silagem de SSB. Entre os grupos suplementados com concentrado, observou-se uma TCA significativamente (P<0,01) mais elevada nos cordeiros alimentados com a ração R-II do que com as rações R-III e R-IV. A TCA não foi significativamente diferente entre os cordeiros alimentados com as rações R-III e R-IV.

4.1.7 Economia de custos

O custo de produção (Rs./kg de ganho de peso vivo) obtido foi de -77,98±2,48, 88,18±1,79, 74,18±1,41 e 71,95±1,50, respetivamente, nos cordeiros experimentais alimentados com as rações R-I (silagem de SSB única), R-II (silagem + mistura de concentrado @ 170 g), R-III (silagem + mistura de concentrado @ 225 g) e R-IV (silagem + mistura de concentrado @ 280 g). Entre os grupos com suplemento de concentrado, o custo (Rs.)/kg de ganho de peso vivo foi significativamente (P<0,01) mais elevado nos cordeiros alimentados com a ração R-II, seguido das rações R-III e R-IV, tendo-se registado um custo negativo (Rs.)/kg de ganho de peso vivo nos cordeiros Nellore alimentados apenas com silagem de SSB (Quadro 4).

4.2 ESTUDO DO METABOLISMO

4.2.1 Ingestão de matéria seca

A ingestão de matéria seca (DMI) por borregos alimentados com silagem de SSB e concentrado é apresentada no Quadro 5. A DMI da silagem, quando expressa em g/d, g/kg $w^{0.75}$ e em percentagem do peso corporal, foi de 343,34±30,00, 48,73±2,52, 2,54±1,12; 455,89±50,00, 49,65±3,85, 2,37±0,17; 498,81±17,70, 52,42±1,43, 2,47±0,06 e 362,48±80,00, 37,81±8,93 e 1,78±0.43, respetivamente, e a respectiva ingestão de concentrado foi de 0,00, 0,00, 0,00; 152,15±0,01, 16,72±0,57, 0,80±0,04; 201,37±0,02, 21,18±0,20, 1,00±0,01 e 250,60±0,01, 25,88±4,97 e 1,21±0,03, em borregos alimentados com rações R-I, R-II, R-III e R-IV. A DMI da silagem (g/d, g/kg $w^{0.75}$ ou % b.wt) não foi significativamente diferente entre os borregos alimentados com as rações R-I, R-II,

R-III e R-IV, mas a DMI do concentrado (g/d, g/kg $w^{0.75}$ ou % b.wt) foi significativamente diferente (P<0,01) entre os borregos alimentados com as rações R-I, R-II, R-III e R-IV, sendo mais elevada nos borregos alimentados com a ração R-IV e mais baixa nos borregos alimentados com a ração R-I.

O DMI total expresso em g/d foi de 343,34±30,00, 608,04±46,00, 700,19±17,85 e 613,08±81,48 em borregos Nellore em crescimento alimentados com rações R-I, R-II, R-III e R-IV, respetivamente. A DMI total registada, expressa em percentagem do peso corporal e por kg de peso corporal metabólico (g), foi de 2,54±0,12, 48,73±2,52; 3,17±0,15, 66,37±3,47; 3,47±0,05, 73,59±1,30 e 2,99±0,45 e 63,69±9,34 nos cordeiros alimentados com as rações R-I, R-II, R-III e R-IV, respetivamente. Os borregos alimentados com silagem de SSB suplementada com concentrado consumiram significativamente mais matéria seca quando expressa em g/d (P<0,01) e por kg $w^{0.75}$ (P<0,05) do que os alimentados apenas com silagem de SSB (R-I). Além disso, não foram observadas diferenças significativas na DMI (g/d ou g/kgw$^{0.75}$) entre os cordeiros alimentados com as rações R-II, R-III e R-IV e foi mais elevada nos cordeiros alimentados com a ração R-III durante o ensaio de metabolismo. O DMI mais baixo em g/d e por kg $w^{0.75}$ foi registado no grupo R-I alimentado apenas com silagem de SSB. Não houve diferença significativa no DMI quando expresso em percentagem do peso corporal entre os cordeiros alimentados com as rações experimentais.

4.2.2 Captação de água

A média diária de ingestão de água (l), ingestão de água por kg de DMI (l), por kg de $w^{0.75}$ (l) e por 100 kg de peso corporal (l) dos quatro tratamentos é apresentada no Quadro 5. A ingestão diária de água (l), a ingestão de água por kg de DMI (l), por kg de $w^{0.75}$ (l) e por 100 kg de peso corporal (l) foram 1,14±0,10, 3,37±0,37, 0,16±0,01, 8,44±0,46; 1,85±0,13, 3,08±0,38, 0,20±0.02, 9,81±1,00; 1,78±0,23, 2,54±0,33, 0,19±0,02, 8,83±1,17 e 2,25±0,18, 3,99±0,86, 0,23±0,01 e 10,82±0,61, respetivamente, em cordeiros alimentados com as rações R-I, R-II, R-III e R-IV. A ingestão diária de água (l) foi significativamente (P<0,01) mais elevada nos cordeiros alimentados com silagem de SSB e mistura de concentrado do que nos alimentados apenas com silagem de SSB e não houve diferença significativa entre os grupos suplementados com concentrado (R-II, R-III e R-IV). A ingestão de água por kg de DMI, por kg de $w^{0.75}$ e por 100 kg de peso corporal dos cordeiros alimentados com as quatro dietas experimentais não diferiu significativamente.

Os valores do coeficiente de digestibilidade aparente (%) determinados para vários nutrientes de diferentes rações à base de silagem de SSB são apresentados no Quadro 6.

4.2.3 Digestibilidade da matéria seca

O coeficiente de digestibilidade da matéria seca (MS) determinado foi de 53,42±1,10, 55,53±2,22, 56,31±1,68 e 58,44±1,26 por cento, respetivamente (Tabela 6) para as rações de silagem R-I (silagem única), R-II (silagem + mistura de concentrado @ 170 g), R-III (silagem + mistura de concentrado @ 225 g) e R-IV (silagem + mistura de concentrado @ 280 g). Não foram encontradas diferenças significativas entre as quatro rações no coeficiente de digestibilidade da matéria seca.

Quadro 6: Efeito da alimentação com silagem de SSB suplementada com diferentes níveis de concentrado na digestibilidade (%) dos nutrientes

Parâmetro	Ração				
	R-I	R-II	R-III	R-IV	SEM
Princípio da proximidade					
Matéria seca	53.42±1.10	55.53±2.21	56.31±1.68	58.44±1.26	0.86
Matéria orgânica	55.63±1.73[b]	56.86±0.95 [b]	57.05±1.06 [b]	60.20±0.77[a]	0.62
	62.81±1.02[b]	64.37±1.13[ab]	67.19±1.56[ab]	68.06±1.05[a]	0.75
Proteína bruta					
Extrato etéreo	71.93±2.10	74.72±1.38	78.12±1.56	78.27±2.24	0.63
Fibra bruta	51.35±2.10	53.83±2.04	54.64±1.69	56.32±1.94	0.98
Extrato isento de azoto	57.07±1.61[b]	62.66±1.40[a]	61.89±1.63[a]	64.68±1.48[a]	1.10
Componentes da parede celular					
Fibra de detergente neutro	59.43±2.44	60.08±2.68	62.48±2.44	62.52±2.09	1.14
Fibra de detergente ácido	50.01±2.81	51.28±2.29	53.24±2.30	53.53±2.02	1.12
Hemicelulose	60.62±1.66	62.03±1.62	65.40±2.07	66.07±2.52	1.07
Celulose	51.23±2.16	52.49±1.89	55.82±1.32	55.95±1.91	0.98

Cada valor é a média de quatro observações.

[a, b, c] valores com sobrescritos diferentes numa linha diferem significativamente (P<0,05)

4.2.4 Digestibilidade da matéria orgânica

A digestibilidade da matéria orgânica (MO) das rações experimentais R-I (silagem única), R-II (silagem + mistura de concentrado @ 170 g), R-III (silagem + mistura de concentrado @ 225 g) e R-IV (silagem + mistura de concentrado @ 280 g) foi de 55,63±1,19, 56,86±0,95, 57,05±1,06 e 60,20±0,77 por cento, respetivamente (Quadro 6). A digestibilidade da MO foi significativamente

(P<0,05) maior nos cordeiros alimentados com a ração R-IV do que nos alimentados com as rações R-I, R-II e R-III e foi comparável entre os alimentados com as rações R-I, R-II e R-III.

4.2.5 Digestibilidade da proteína bruta

O coeficiente de digestibilidade (%) da proteína bruta (PC) determinado foi de $62,81\pm1,02$, $64,37\pm1,13$, $67,19\pm1,56$ e $68,06\pm1,05$ para as rações R-I (silagem única), R-II (silagem + mistura de concentrado @ 170 g), R-III (silagem + mistura de concentrado @ 225 g) e R-IV (silagem + mistura de concentrado @ 280 g), respetivamente (Quadro 6). A digestibilidade do PC significativamente mais alta (P<0,05) foi encontrada em cordeiros alimentados com a ração R-IV e a mais baixa foi encontrada em cordeiros alimentados com a ração R-I. A digestibilidade do PC não foi significativamente diferente entre os cordeiros alimentados com as rações R-I, R-II e R-III e com as rações R-II, R-III e R-IV.

4.2.6 Digestibilidade do extrato de éter

O coeficiente de digestibilidade do extrato etéreo (EE) determinado foi de $71,93\pm2,10$, $74,72\pm1,38$, $78,12\pm1,56$ e $78,27\pm2,24$ por cento para as rações R-I (silagem única), R-II (silagem + mistura de concentrado @ 170 g), R-III (silagem + mistura de concentrado @ 225 g) e R-IV (silagem + mistura de concentrado @ 280 g), respetivamente (Quadro 6). Não houve diferença significativa na digestibilidade do extrato etéreo entre as quatro rações experimentais.

4.2.7 Digestibilidade da fibra bruta

A digestibilidade da fibra bruta (FC) das rações R-I (silagem única), R-II (silagem + mistura de concentrado @ 170 g), R-III (silagem + mistura de concentrado @ 225 g) e R-IV (silagem + mistura de concentrado @ 280 g) foi de $51,35\pm2,10$, $53,83\pm2,04$, $54,64\pm1,69$ e $56,32\pm1,94$ por cento, respetivamente (Tabela 6). Não foram encontradas diferenças significativas entre as rações experimentais no coeficiente de digestibilidade da fibra bruta.

4.2.8 Digestibilidade do extrato isento de azoto

O coeficiente de digestibilidade do extrato isento de azoto (NFE) das rações R-I (silagem única), R-II (silagem + mistura de concentrado @ 170 g), R-III (silagem + mistura de concentrado @ 225 g) e R-IV (silagem + mistura de concentrado @ 280 g) foi de $57,07\pm1,61$, $62,66\pm1,40$, $61,89\pm1,83$ e $64,68\pm1,48$ por cento, respetivamente (Quadro 6). Registou-se uma digestibilidade significativamente (P<0,05) mais baixa do FNE nos borregos alimentados com a ração R-I do que nos alimentados com as rações R-II, R-III e R-IV. Não foi encontrada diferença significativa estatisticamente entre os grupos suplementados com concentrado (rações R-II, R-III e R-IV) nos coeficientes de digestibilidade do NFE.

4.2.9 Detergente neutro Digestibilidade da fibra

O coeficiente de digestibilidade da fibra detergente neutra (FDN) (%) determinado foi de 59,43±2,44, 60,08±2,68, 62,48±2,44 e 62,52±2,09 para as rações R-I (silagem simples), R-II (silagem + mistura de concentrado @ 170 g), R-III (silagem + mistura de concentrado @ 225 g) e R-IV (silagem + mistura de concentrado @ 280 g), respetivamente (Quadro 6). Estatisticamente, não houve diferença significativa na digestibilidade da FDN entre as rações experimentais.

4.2.10 Detergente ácido Digestibilidade da fibra

O coeficiente de digestibilidade da fibra detergente ácida (ADF) da R-I (silagem única), R-II (silagem + mistura de concentrado @ 170 g), R-III (silagem + mistura de concentrado @ 225 g) e R-IV (silagem + mistura de concentrado @ 280 g) foi de 50,01±2,81, 51,28±2,29, 53,24±2,30 e 53,53±2,02 por cento, respetivamente (Quadro 6). Não foram encontradas diferenças significativas entre as rações experimentais no coeficiente de digestibilidade do ADF.

4.2.11 Digestibilidade da hemicelulose

O coeficiente de digestibilidade da hemicelulose determinado foi de 60,62±1,66, 62,03±1,62, 65,40±2,07 e 66,07±2,52 por cento para as rações R-I (silagem única), R-II (silagem + mistura de concentrado @ 170 g), R-III (silagem + mistura de concentrado @ 225 g) e R-IV (silagem + mistura de concentrado @ 280 g), respetivamente (Tabela 6). Não houve diferença significativa na digestibilidade da hemicelulose entre as quatro rações experimentais.

4.2.12 Digestibilidade da celulose

O coeficiente de digestibilidade da celulose das rações R-I (silagem única), R-II (silagem + mistura de concentrado @ 170 g), R-III (silagem + mistura de concentrado @ 225 g) e R-IV (silagem + mistura de concentrado @ 280 g) foi de 51,23±2,16, 52,49±1,89, 55,82±1,32 e 55,95±1,91 por cento, respetivamente (Tabela 6). Não houve diferença significativa na digestibilidade da celulose entre as quatro rações experimentais.

4.2.13 Estudo do balanço do azoto

Os dados relativos à ingestão de azoto, à perda de azoto através das fezes, da urina e também à perda total são apresentados no Quadro 7. A ingestão de azoto (g/d) foi de 4,11±0,35, 9,66±0,55, 11,54±0,21 e 11,26±0,97 nos borregos alimentados com as dietas R-I, R-II, R-III e R-IV, respetivamente. A ingestão de azoto (g/d) foi significativamente (P<0,01) inferior nos borregos alimentados apenas com silagem de SSB e quase semelhante nos grupos suplementados com concentrado (R-II, R-III, R-IV). A saída de azoto através das fezes e da urina em borregos alimentados com R-I, R-II, R-III e R-IV foi de 1,38±0,23, 2,93±0,55; 3,68±0,28, 3,82±0,3; 3,46±0,45, 4,75±0,11 e 3,11±0,29, 4,26±0,45 g/d, respetivamente.

Quadro 7: Efeito da alimentação com silagem de SSB suplementada com diferentes níveis de concentrado no balanço de azoto em borregos Nellore em crescimento

Parâmetro	Ração				
	R-I	R-II	R-III	R-IV	SEM
Ingestão de N (g/d)	4.11±0.35[b]	9.66±0.55[a]	11.53±0.21[a]	11.26±0.98[a]	0.81
Perda de N através de					
Faceal N (g/d)	1.38±0.23[b]	3.68±0.28[a]	3.46±0.45[a]	3.11±0.29[a]	0.27
Urina N (g/d)	2.93 ±0.55	3.82±0.23	4.75±0.11	4.26±0.45	0.24
Perda total de azoto (g/d)	4.31±0.42[b]	7.50±0.39[a]	8.21±0.49[a]	7.37±0.56[a]	0.44
Balanço de N (g/d)	-0.20±0.07[c]	2.16±0.49[b]	3.33±0.43[ab]	3.90±0.79[a]	0.57
N absorvido (g/d)	2.73±0.50[c]	5.98±0.57[b]	8.08±0.39[a]	8.15±0.76[a]	0.62
Balanço de N (% de ingestão)	-4.62±1.52[b]	21.86±4.62[a]	28.92±3.90[a]	33.75±5.42[a]	4.25
Balanço de N (% absorvido)	-7.21±2.2[b]	34.64±5.96[a]	40.75±3.51[a]	46.77±7.33[a]	5.93

Cada valor é a média de quatro observações.

[a, b, c] valores com sobrescritos diferentes numa linha diferem significativamente (P<0,01)

A saída de azoto através das fezes foi significativamente (P<0,01) maior nos borregos alimentados com as rações R-II, R- III e R-IV do que nos alimentados com a ração R-I. Não foi encontrada nenhuma diferença significativa na perda urinária de azoto entre as quatro rações. A perda total de N (g/d) em cordeiros alimentados com as rações R-I, R-II, R- III e R-IV foi de 4,31±0,42, 7,50±0,39, 8,21±0,49 e 7,37±0,56, respetivamente. A perda total de N foi significativamente (P<0,01) menor nos cordeiros alimentados com a ração R-I do que nos alimentados com as rações R-II, R-III e R-IV.

O balanço de azoto em borregos experimentais alimentados com as rações R-I, R-II, R-III e R-IV foi de -0,20±0,07, 2,16±0,49, 3,33±0,43 e 3,90±0,79 g/d, respetivamente, e o azoto absorvido foi de 2,73±0,50, 5,98±0,57, 8,08±0,39 e 8,15±0,76 g/d em borregos alimentados com as rações R-I, R-II, R-III e R-IV, respetivamente. A retenção de azoto expressa em percentagem de ingestão ou de absorção foi de -4,62±1,52, -7,21±2,21; 21,86±4,62, 34,64±5,96; 28,92±3,90, ±3,51 e 33,75±5,42, 46,77±7.33, respetivamente, para as rações de silagem R-I (silagem única), R-II (silagem + mistura de concentrado @ 170 g), R-III (silagem + mistura de concentrado @ 225 g) e R-IV (silagem + mistura de concentrado @ 280 g), respetivamente. Os cordeiros alimentados apenas com silagem de SSB apresentavam um balanço negativo de azoto. Todos os animais alimentados com concentrado tiveram um balanço positivo de azoto. O balanço de azoto (g/d) foi significativamente (P<0,01) mais elevado nos borregos alimentados com a ração R-IV, seguidos dos alimentados com as rações R-III, R-II e R-I. Verificou-se uma diferença significativa no balanço de azoto, quando expresso em % de ingestão ou % de absorção, entre os borregos alimentados com silagem de SSB e com rações suplementadas com concentrado. Mas não houve diferença significativa entre os cordeiros alimentados com rações suplementadas com concentrado.

4.2.14 Valor nutritivo

O valor nutritivo de quatro rações experimentais, avaliadas durante o percurso de metabolismo, é apresentado na Tabela 8. As dietas experimentais R-I, R-II, R-III e R-IV continham 4,70±0,08, 6,71±0,12, 7,60±0,18 e 8,42±0,13 por cento de proteína bruta digestível (DCP), respetivamente. O valor dos nutrientes digestíveis totais (NDT) das quatro rações R-I, R-II, R-III e R-IV foi de 52,85±1,38, 57,12±1,14, 57,79±0,53 e 59,77±0,67 por cento, respetivamente.

Todas as dietas experimentais diferiram significativamente (P<0,01) no conteúdo de DCP, sendo que a R-I continha o menor valor de DCP e a R-IV continha os maiores valores de DCP. A R-I tem um valor de TDN significativamente (P<0,01) mais baixo do que as rações R-II, R-III e R-IV e não houve diferença significativa no valor de TDN entre as rações R-II, R-III e R-IV.

Quadro 8: Efeito da alimentação com silagem de SSB suplementada com concentrado a diferentes níveis no valor nutritivo de borregos Nellore em crescimento

Parâmetro	Ração				
	R-I	R-II	R-III	R-IV	SEM
Proteína bruta digestível (%)	4.70±0.08[d]	6.71±0.12[c]	7.60±0.18[b]	8.42±0.13[a]	0.36
Nutrientes digestíveis totais (%)	52.85±1.38[b]	57.12±1.14[a]	57.79±0.53[a]	59.77±0.67[a]	0.69

Cada valor é a média de quatro observações.

[a, b, c, d] valores com diferentes sobrescritos numa linha diferem significativamente (P<0,01)

4.2.15 Plano de Nutrição

O plano de nutrição de borregos Nellore em crescimento alimentados com silagem de SSB com diferentes níveis de concentrado é apresentado no Quadro 9. A ingestão diária de DCP e TDN (g/d) foi significativamente (P<0,01) inferior nos borregos alimentados com a ração R-I em comparação com os alimentados com as rações R-II, R-III e R-IV. Isto também se reflectiu na ingestão de DCP e TDN por unidade de tamanho corporal metabólico. No entanto, a ingestão de DCP (g/d ou g/kg $w^{0.75}$) não foi significativamente diferente entre os cordeiros alimentados com as rações R-III e R-IV, mas significativamente (P<0,01) diferente entre os cordeiros alimentados com as rações RII e R-III, R-IV, respetivamente. A ingestão de TDN (g/d ou g/kg $w^{0.75}$) não foi significativamente diferente entre os borregos alimentados com rações de silagem suplementadas.

O rácio DCP e TDN significativamente mais elevado (P<0,01) foi encontrado na ração R-I em comparação com as outras rações. Entre os grupos suplementados com concentrado, o rácio DCP e TDN foi mais elevado (P<0,01) na ração R-II do que nas rações R-III e R-IV e foi comparável entre as rações R-III e R-IV. A ingestão média diária de DCP (g/d) dos cordeiros alimentados com as rações R-III e R-IV cumpriu os requisitos (ICAR 1998) de 20 kg de peso corporal em crescimento a 50 g/d. A ingestão de MS (% peso corporal), TDN (g/d) na R-I foi inferior aos níveis recomendados pelo ICAR (1998) para cordeiros com 15 kg de peso corporal e em crescimento a 50 g/d. A ingestão diária de TDN (g/d) e de MS (% peso corporal) dos cordeiros alimentados com as rações R-II, R-III e R-IV satisfizeram as necessidades de 1520 kg de peso corporal em crescimento a 50 g/d.

4.3 CARACTERÍSTICAS DA CARCAÇA E QUALIDADE DA CARNE

No final do período experimental, três animais representativos de cada grupo foram seleccionados aleatoriamente e abatidos para estudar o efeito da suplementação de concentrado à silagem de SSB nas características da carcaça.

4.3.1 Peso vivo e peso da carcaça

Os pormenores do peso antes do abate, do peso do corpo vazio e do peso da carcaça são apresentados no Quadro 10. O peso médio do corpo vivo (kg) dos cordeiros alimentados com as rações R-I, R-II, R-III e R-IV no momento do abate foi de 13,06±0,59, 18,06±0,63, 20,26±0,13 e 20,26±0,13, respetivamente. O peso médio do corpo vazio (kg) dos cordeiros alimentados com as rações R-I, R-II, R-III e R-IV no momento do abate foi de 9,96±0,88, 14,33±1,04, 16,94±0,11 e 16,78±0,28, respetivamente. O peso médio da carcaça (kg) dos cordeiros alimentados com as rações R-I, R-II, R-III e R-IV foi de 5,13±0,43, 7,63±0,29, 9,13±0,35 e 9,93±0,06, respetivamente. O peso do corpo vivo, o peso do corpo vazio e o peso da carcaça foram significativamente diferentes (P<0,01) entre os cordeiros experimentais e mais baixos nos cordeiros alimentados apenas com silagem de SSB do que nos grupos suplementados com concentrado. Entre os grupos suplementados com concentrado, os valores foram significativamente (P<0,01) mais baixos nos cordeiros alimentados com a ração R-II em comparação com os alimentados com as rações R-III e R-IV.

Quadro 10: Efeito da alimentação com silagem de SSB com diferentes níveis de suplementação de concentrado nas características da carcaça de borregos Nellore em crescimento

Parâmetro	Ração				
	R-I	R-II	R-III	R-IV	SEM
Peso antes do abate (kg)	13.06 ± 0.59^c	18.06 ± 0.63^b	20.26 ± 0.13^a	20.26 ± 0.13^a	0.90
Peso do corpo vazio (kg)	9.96 ± 0.88^c	14.33 ± 1.04^b	16.94 ± 0.11^a	16.78 ± 0.28^a	0.86
Peso da carcaça (kg)	5.13 ± 0.43^c	7.63 ± 0.29^b	9.13 ± 0.35^a	9.93 ± 0.067^a	0.56
Curativo %					
Em peso de abate.	39.15 ± 1.55^c	42.24 ± 0.30^{bc}	45.05 ± 1.52^b	49.01 ± 0.006^a	1.19
Em peso de corpo vazio.	51.36 ± 3.17^b	53.27 ± 1.07^b	53.88 ± 3.25^b	59.17 ± 0.31^a	1.04

Cada valor é a média de três observações.

[a, b, c] valores com sobrescritos diferentes numa linha diferem significativamente (P<0,01)

4.3.2 Percentagem de penso

A média da porcentagem de toucinho no peso de abate e no peso do corpo vazio foi de 39,15±1,55, 51,36±3,17; 42,24±0,30, 53,27±1,07; 45,05±1,52, 53,88±3,25 e 49,01±0,06 e 59,17±0,31, respetivamente. A % de cobertura no peso de abate foi significativamente (P<0,01) menor nos cordeiros alimentados com a ração R-I e maior na ração R-IV. A % de cobertura sobre o peso do corpo vazio foi significativamente (P<0,01) maior nos cordeiros alimentados com a ração R-IV, mas não houve diferença significativa entre os cordeiros alimentados com as rações R-I, R-II e R-III.

4.3.3 Proporção de cortes por grosso e porções comestíveis e não comestíveis

O quadro 11 apresenta a percentagem de cortes por grosso dos animais experimentais. A percentagem de pernil dianteiro, pescoço e espádua, cachaço, lombo e perna

Quadro 11: Efeito da alimentação com silagem de SSB com diferentes níveis de suplementação de concentrado no rendimento de peças inteiras de venda e porções comestíveis e não comestíveis (% peso da carcaça) em borregos Nellore em crescimento

Parâmetro	Ração				
	R-I	R-II	R-III	R-IV	SEM
Haste dianteira	17.24 ± 0.87	15.44 ± 0.84	16.68 ± 1.40	16.90 ± 1.03	0.50
Pescoço e ombro	26.63 ± 1.81	26.83 ± 0.23	25.44 ± 1.85	25.58 ± 1.91	0.77

Cremalheira	12.45±1.46	10.58±0.04	12.02±1.22	11.27±0.85	0.53
Lombo	12.61±1.24	11.84±0.75	11.91±0.87	11.17±0.46	0.42
Perna	31.04±3.33	35.28±1.79	33.93±0.78	35.07±0.46	0.99
Parte comestível (% peso de abate)	53.09±1.68[b]	55.14±0.38[ab]	57.83±1.73[a]	58.88±0.12[a]	0.86
Parte não comestível (% peso de abate)	22.04±0.34[a]	19.04±1.10[b]	18.33±0.70[b]	19.16±0.73[b]	0.54
Não comestível : porções comestíveis	2.41±0.11[b]	2.91±0.19[a]	3.15±0.05[a]	3.08±0.11[a]	0.10

Cada valor é a média de três observações.

[a, b] os valores com sobrescritos diferentes numa linha diferem significativamente (P<0,05)

nas carcaças foi de 17,24±0,87, 26,63±1,81, 12,45±1,46, 12,61±1,24 e 31,04±3,33 para R-I, 15,44±0,84, 26,83±0,23, 10,58±0,04, 11,84±0,75 e 35,28±1,79 para R-II, 16.68±1,40, 25,44±1,85, 12,02±1,22, 11,91±0,87 e 33,93±0,78 para as rações R-III, 16,90±1,03, 25,58±1,91, 11,27±0,85, 11,17±0,46 e 35,07±0,46 para as rações R-IV. A suplementação de concentrado não influenciou significativamente a porcentagem de cortes em bruto dos cordeiros alimentados com diferentes rações experimentais. A percentagem de porções comestíveis, não comestíveis e o rácio de porções comestíveis e não comestíveis das rações R-I, R-II, R-III e R-IV foram 53,09±1,68, 22,04±0.34, 2,41±0,11; 55,14±0,38, 19,04±1,10, 2,91±0,19; 57,83±1,73, 18,33±0,70, 3,15±0,05 e 58,88±0,12, 19,16±0,73 e 3,08±0,11, respetivamente. Houve uma diferença significativa (P<0,05) nas porções comestíveis, não comestíveis e na relação entre as porções comestíveis e não comestíveis dos cordeiros alimentados com silagem de SSB única e grupos suplementados com concentrado, exceto entre as rações R-I (silagem única) e R-II (silagem + 170 g de concentrado) para as porções comestíveis, mas não houve diferença significativa entre os cordeiros suplementados com diferentes níveis de concentrado juntamente com a silagem.

4.3.4 Rendimento dos órgãos viscerais

O rendimento dos órgãos viscerais, fgado, fígado, rim, coração, testículos, trato gastrointestinal (TGI) cheio, TGI vazio, baço, pulmões com traqueia, em percentagem do peso antes do abate dos cordeiros alimentados com as rações R-I, R-II, R-III e R-IV foi de 4.05±0.18, 3.98±0.08, 3.64±0.15, 3.63±0.15; 1.58±0.08, 1.78±0.24, 1.81±0.09, 1.73±0.05; 0.30±0.04, 0.27±0.02, 0.26±0.01, 0.29±0.01; 0.48±0.04, 0.49±0.08, 0.47±0.02, 0.45±0.05; 0.44±0.08, 0.45±0.09, 0.57±0.14, 0.58±0.11; 31.62±0.81, 27.86±0.59, 30.34±2.50, 26.68±0,14; 7,83±0,37, 7,79±0,56, 7,96±2,87, 7,51±0,17;

0,46±0,03, 0,43±0,09, 0,40±0,03, 0,35±0,01 e 1,98±0,04, 1,70±0,31, 1,35±0,08 e 1,45±0,08, respetivamente. A suplementação de concentrado em diferentes níveis à silagem de SSB não afectou o rendimento de pele, fígado, rim, coração, testículos, TGI e pulmões com traqueia em percentagem do peso antes do abate (Quadro 12). A pele, a cabeça e o sangue em kg dos cordeiros experimentais não foram significativamente diferentes entre os cordeiros alimentados com as diferentes dietas experimentais.

1.3.5 Proporção de carne, ossos e gordura na carcaça

O rendimento percentual de osso, carne e gordura e o rácio de osso e carne na carcaça inteira são apresentados no Quadro 13. Não se observou uma variação significativa no rendimento de osso e carne (%) e nos seus rácios na carcaça inteira entre as rações experimentais. A percentagem de osso, carne e gordura e o rácio de osso e carne na carcaça inteira variaram entre 38,89±0,56 e 39,85±0,54, 51,32±0,63 e 53,75±0,58, 7,36±0,62 e 9,81±0,05 e 1,30±0,03 e 1,38±0,02, respetivamente, entre as rações dietéticas. Foi observada uma tendência de aumento (P>0,05) da percentagem de gordura nas carcaças à medida que o nível de suplementação de concentrado aumentou na dieta dos cordeiros experimentais.

1.3.6 Composição química da carne

A composição química do músculo *Longissimus dorsi* recolhido das carcaças de borregos alimentados com diferentes rações experimentais é apresentada no Quadro 14. Em base fresca, os teores de proteínas, gorduras e cinzas (%) do músculo foram de 21,64±0,03, 1,45±0,01 e 1,94±0,04 nos borregos alimentados com silagem de SSB, 21,65±0,12, 1,46±0.02 e 2,09±0,09 em cordeiros alimentados com R-II, 21,71±0,05,1,48±0,02 e 2,13±0,14 em cordeiros alimentados com R-III e 21,73±0,15, 1,49±0,01 e 2,38±0,18 em cordeiros alimentados com rações R-IV. Os teores de humidade, proteína, gordura e cinzas da carne não foram afectados pela suplementação de concentrado em diferentes níveis à silagem de SSB em borregos Nellore em crescimento.

Table 12: Efeito da alimentação com silagem de SSB suplementada com concentrado a diferentes níveis no rendimento dos órgãos viscerais (% peso antes do abate) em borregos Nellore em crescimento

Parâmetro	Ração				
	R-I	R-II	R-III	R-IV	SEM
Depenar	4.05±0.18	3.98±0.08	3.64±0.15	3.63±0.05	0.07
Fígado	1.58±0.08	1.78±0.24	1.81±0.09	1.73±0.05	0.06

Parâmetro	R-I	R-II	R-III	R-IV	SEM
Rim	0.30±0.04	0.27±0.02	0.26±0.01	0.29±0.01	0.01
Coração	0.48±0.04	0.49±0.08	0.47±0.02	0.45±0.05	0.02
Testes	0.44±0.08	0.45±0.09	0.57±0.14	0.58±0.11	0.05
GIT completo	31.62±0.81	27.86±0.59	30.34±2.5	26.68±0.14	0.88
GIT vazio	7.83±0.37	7.79±0.56	7.96±2.78	7.51±0.17	0.16
Baço	0.46±0.03	0.43±0.09	0.40±0.03	0.35±0.01	0.02
Pulmões com traqueia	1.98±0.04	1.70±0.31	1.35±0.08	1.45±0.08	0.10
Pele (kg)	2.05±0.47	2.06±0.26	2.08±0.30	2.09±0.29	0.15
Cabeça (kg)	1.28±0.31	1.32±0.25	1.34±0.28	1.36±0.28	0.12
Sangue (kg)	0.46±0.19	0.47±0.17	0.49±0.15	0.51±0.14	0.07

Cada valor é a média de três observações.

Table 13: **Rendimento percentual e rácio de osso e carne na carcaça inteira em borregos Nellore alimentados com silagem de SSB suplementada com concentrado a diferentes níveis**

Parâmetro	Ração				
	R-I	R-II	R-III	R-IV	SEM
Peso da carcaça (kg)	5.13±043[c]	7.63±0.29[b]	9.13±0.35[a]	9.93±0.06[a]	0.56
Carne	53.75±0.58	51.80±0.56	51.72±0.53	51.32±0.63	0.38
Osso	38.91±0.60	39.85±0.54	39.17±0.53	38.89±0.56	0.27
Gordura	7.36±0.65	8.35±0.97	9.12±0.21	9.81±0.05	0.29
Rácio B-M	1.38±0.02	1.30±0.03	1.32±0.01	1.32±0.03	0.01

Cada valor é a média de três observações.

[a, b, c] valores com sobrescritos diferentes numa linha diferem significativamente (P<0,01)

Table 14: **Composição química do músculo *Longismus dorsi* em base fresca (%) em borregos Nellore em crescimento alimentados com silagem de SSB suplementada com concentrado a diferentes níveis**

Parâmetro	Ração				
	R-I	R-II	R-III	R-IV	SEM

Humidade	74.96±0.21	74.81±0.25	74.68±0.24	74.41±0.12	0.11
Proteína	21.64±0.03	21.65±0.12	21.71±0.05	21.73±0.15	0.04
Gordura	1.45±0.01	1.46±0.02	1.48±0.02	1.49±0.01	0.01
Cinzas	1.94±0.04	2.09±0.09	2.13±0.14	2.38±0.18	0.07

Cada valor é a média de três observações.

CHAPTER V

DISCUSSÃO

Foi efectuado um estudo de crescimento para avaliar o efeito da suplementação de concentrado a 0,0 (R-I), 170 (R-II), 225 (R-III), 280 (R-IV) g de silagem de bagaço de sorgo doce (SSB) na utilização de nutrientes, no desempenho do crescimento, nas características da carcaça e na economia em borregos Nellore em crescimento e os resultados são discutidos abaixo.

5.1 COMPOSIÇÃO QUÍMICA DA SILAGEM DE SSB

Os valores percentuais de MS, MO, PC, EE, CF, NFE, TA, NDF, ADF, hemicelulose, celulose e lignina foram 34,83, 92,46, 7,48, 1,99, 37,14, 45,86, 7,53, 71,81, 46,75, 25,06, 31,16 e 9,08 para a silagem de SSB; 89.50, 88.31, 17.27, 3.45, 9.34, 58.26, 11.68, 32.05, 13.32, 18.73, 7.09 e 3.11 para a mistura de concentrado (17 por cento CP e 70 por cento TDN), respetivamente, com base na matéria seca (Tabela 2). O teor de MS da silagem de SSB foi superior ao teor de MS do resíduo de milho ensilado, conforme relatado por Lopez-Guisa *et al.* (1991), e inferior ao teor de MS do resíduo de milho ensilado relatado por Elkoholy *et al.* (2009).

O teor de PC da silagem de SSB (7,48) foi superior ao teor de PC (5,0) da silagem de resíduos de culturas de milho (Lopez-Guisa *et al.*, 1991) e pode dever-se à adição de ureia a 0,5% à SSB durante a ensilagem. A OM, CF, EE, NFE foram comparáveis, enquanto que a NDF, ADF e hemicelulose da silagem de SSB foram superiores aos valores da silagem de palha de sorgo registados por Sudesh Radotra e Upadhay (2005). O teor de lenhina da silagem de CSB foi comparável aos valores da silagem de resíduos de culturas de milho (Lopez-Guisa *et al.*, 1991).

5.2 ESTUDO DE CRESCIMENTO

5.2.1 . Alterações do peso corporal e taxa de crescimento

No presente estudo, observou-se um aumento linear do peso vivo a partir de 3rd fort night nos grupos suplementados com concentrado, ou seja, R-II, R-III e R-IV, durante os 120 dias do período experimental (Quadro 3). Houve uma diminuição do peso vivo dos cordeiros alimentados apenas com silagem de SSB (R-I) e os cordeiros perderam, em média, 2,14 kg de peso vivo no final do ensaio. O nível de suplementação resultou significativamente (P<0,01) num maior ganho de peso vivo e os ganhos de peso dos cordeiros alimentados com as rações R-II, R-III e R-IV foram de 4,48±0,39, 6,20±0,83 e 7,53±0,65 kg, respetivamente. O ADG foi de -17,91±4,97, 37,26±3,90, 51,70±8,19 e 62,76±5,39 g/d nos cordeiros alimentados com as rações R-I, R-II, R-III e R-IV, respetivamente (Tabela 4). O ADG aumentou progressivamente, de forma significativa (P<0,01) ou não, à medida que o nível de suplementação com concentrado aumentava, e o aumento do ADG pode dever-se a uma digestibilidade do PC e à ingestão de DCP significativamente mais elevadas pelos borregos alimentados com as rações R-II, R-III e R-IV. Abdul *et al.* (2008) relataram que os animais alimentados com o suplemento ganharam peso, enquanto os que não receberam o suplemento perderam peso. A perda de peso dos cordeiros da R-I alimentados apenas com silagem de SSB pode dever-se ao catabolismo dos tecidos corporais para fornecer os nutrientes necessários às actividades vitais do organismo. Singh *et al.* (2011) relataram que a alimentação apenas com resíduos de cereais como milho, painço e sorgo resultou numa perda de peso dos animais entre 11 e 16%. Isto deve-se à digestibilidade relativamente baixa, ao baixo teor de proteínas brutas e ao baixo teor de minerais e vitaminas disponíveis nos resíduos de cereais. Koralangama *et al.* (2008) registaram um ganho médio diário negativo semelhante em ovinos alimentados apenas com palha de milho, tendo o ganho médio diário aumentado com a suplementação de concentrado/feijão-frade à palha de milho.

Sohail *et al.* (2010) observaram que os cordeiros alimentados com silagem de milho e concentrado (50:50) obtiveram maior ganho diário do que os alimentados apenas com silagem de milho. Jadoon *et al.* (1990) relataram que o maior ganho de peso diário em ovelhas foi observado em silagem de milho mais ração concentrada do que aqueles alimentados apenas com silagens de milho e aveia. Azim *et al.* (1995) registaram um ganho de peso diário significativamente mais elevado em borregos alimentados com silagem de milho + feijão-frade do que os alimentados apenas com silagem de milho. As silagens de milho, sorgo e outras gramíneas suplementadas com diferentes fontes de proteínas (como farinha de peixe, concentrado e adição de fontes de azoto) aumentaram a taxa de crescimento dos animais em crescimento (Kim *et al.* 2000). Petit e Castonguay (1994) observaram que o ADG era mais baixo *(P < 0,01)* para cordeiros alimentados apenas com silagem do que para os alimentados com silagem mais concentrado, e aumentava com o aumento da quantidade de concentrado fornecido. Resultados semelhantes foram registados por Sartori *et al.* (2004) com silagem de girassol ou de milho com uma proporção crescente de concentrado comercial em ovinos e Buyan *et al.* (1996) em cabritos cruzados alimentados com rações com diferentes rácios de concentrado e de forragem grosseira. Chauhan e Gupta (1992) relataram que o maior ganho de peso diário em bezerros búfalos foi observado em rações com silagem de aveia e concentrado do que naquelas alimentadas apenas com silagem de aveia.

5.2.2 Ingestão de matéria seca

A DMI média diária registada, expressa em g/d, % do peso corporal ou g por unidade de peso corporal metabólico dos borregos alimentados com R-I, R-II, R-III e R-IV, foi de 351,17±8,06, 2,70±0.06, 51.34±1.18; 507.06±25.70, 3.11±0.16, 62.52±3.17; 536.88±25.76, 3.14±0.15, 63.84 ±3.06 e 606.90±34.66, 3.42 ±0.20 e 70.16±4.0 g, respetivamente (Tabela 4). A DMI total (g/d) foi significativamente (P <0,01) maior nos cordeiros alimentados com a ração R-IV, seguidos pelos alimentados com as rações R-III, R-II e R-I. A DMI (g/d) aumentou em 44,39%, 52,88% e 72,82%, respetivamente, quando os cordeiros foram alimentados com as rações R-II, R-III e R-IV em comparação com a ração R-I. Os resultados actuais indicam que a DMI total aumentou com a suplementação de concentrado. Resultados semelhantes foram registados por Caplis *et al.* (2005) com silagem de erva suplementada com diferentes níveis de concentrado. Chauhan e Gupta (1992) relataram que a maior DMI em bezerros búfalos foi observada em silagem de aveia mais ração concentrada do que aqueles alimentados apenas com silagem de aveia. No entanto, Petit e Castonguay (1994) não observaram diferenças significativas no DMI (g/d) entre os novilhos alimentados com silagem e silagem mais concentrado. No presente estudo, não houve diferença significativa na DMI (em percentagem do peso corporal) entre os quatro tratamentos dietéticos. Houve uma diferença significativa (P<0,05) na DMI por unidade de peso corporal metabólico entre os grupos alimentados apenas com silagem SSB e com concentrado. Resultados semelhantes foram relatados por Sartori *et al.* (2004) com silagem de girassol ou milho com proporção crescente de concentrado comercial. Enquanto Buyan *et al.* (1996) registaram um aumento (P<0,05) da DMI por unidade de peso corporal metabólico com o aumento da proporção de concentrado até 43:57 de concentrado: rácio de forragem grosseira, Eifert *et al.* (2004) registaram um aumento linear da DMI (kg/d) e da DMI por unidade de peso corporal metabólico à medida que o nível de concentrado aumentava na silagem de triticale.

5.2.3 Rácio de conversão alimentar

A taxa de conversão alimentar (DMI kg/kg de ganho) em cordeiros Nellore em crescimento alimentados com as rações R-I, R-II, R-III e R-IV foi de -19,61±0,45, 13,61±0,69, 10,38±0,50 e 9,67±0,55, respetivamente (Quadro 4). Registou-se uma TCA negativa nos borregos alimentados apenas com silagem de SSB e a TCA melhorou com a suplementação de concentrado das rações R-II a R-IV. Foi observada uma diferença significativa (P<0,05) entre as rações R-II e R-III, R-IV e não houve diferença significativa entre os cordeiros alimentados com as rações R-III e R-IV. As rações R-III e R-IV foram 23,73 e 28,94% mais eficientes na TCA do que as rações R-II. A TCA negativa nos cordeiros alimentados com a ração R-I deve-se à diminuição do peso corporal durante o período experimental. A taxa de crescimento melhorou com o aumento da proporção de concentrado nas dietas e a TCA melhorou em conformidade. Do mesmo modo, Pereira *et al.* (2007) observaram, em bovinos de carne, uma melhoria da TCA com a suplementação de concentrado a diferentes níveis. Sohail *et al.* (2004), em cordeiros sipli, registaram uma maior eficiência alimentar quando a silagem de milho foi suplementada com concentrado. Petit e Castonguay (1994) observaram que a TCA era mais elevada nos cordeiros alimentados com silagem e concentrado, e que aumentava com o aumento da quantidade de concentrado administrada. Bhuyan *et al.* (1996) observaram uma maior eficiência de conversão alimentar à medida que a proporção de concentrado aumentava na dieta dos cabritos.

Resultados semelhantes foram registados por Sartori *et al.* (2004) com silagem de girassol ou de milho e com o aumento da proporção de concentrado comercial na ração.

5.2.4 Economia

O custo da ração/kg de ganho (Rs.) em cordeiros alimentados com as rações R-I, R-II, R-III e R-IV foi de -77,98±2,48, 88,18±1,79, 74,18±1,41 e 71,95±1,50, respetivamente (Tabela 4). Entre os grupos suplementados com concentrado, o custo (Rs.)/kg de ganho de peso vivo foi significativamente (P<0,01) mais elevado nos cordeiros alimentados com a ração R-II, seguido das rações R-III e R-IV, tendo-se registado um custo (Rs.)/kg de ganho de peso vivo negativo nos cordeiros Nellore alimentados apenas com silagem de SSB. O custo (Rs.)/kg de ganho de peso vivo foi inferior em 18,40 e 3,00 por cento nos borregos alimentados com a ração R-IV do que nos alimentados com as rações R-II e R-III, respetivamente. A razão para o custo mais elevado (Rs.)/kg de ganho de peso vivo nos cordeiros alimentados com a ração R-II do que os alimentados com as outras rações experimentais suplementares pode dever-se ao baixo nível de suplementação com concentrado para os cordeiros. O custo negativo (Rs.)/kg de ganho de peso vivo nos borregos alimentados apenas com silagem de SSB deve-se à diminuição do peso corporal durante o período experimental.

O custo total da alimentação ascende a 60-80% nas explorações pecuárias (Reddy *et al.*, 2009). O aumento da rendibilidade da produção de borrego depende da redução dos custos dos factores de produção e/ou do aumento da produção. Qualquer redução do consumo de ração ou aumento da eficiência alimentar, sem comprometer a taxa de crescimento ou a qualidade da carcaça, pode ter um impacto positivo significativo na produção de borrego (Snowder e Van Vleck, 2003). No presente estudo, os resultados mostraram que a suplementação de 280 g de concentrado com silagem de SSB é considerada económica para borregos em crescimento.

5.3 ESTUDO DO METABOLISMO

5.3.1 Ingestão de matéria seca

A DMI média diária expressa em g/d, por percentagem do peso corporal e por kg de peso corporal metabólico (g) foi de 343,34±30,00, 2,54±0,12, 48,73±2,52; 608,04±46,00, 3,17±0,15, 66.37±3,47; 700,19±17,85, 3,47±0,05, 73,59±1,30 e 613,08±81,48, 2,99±0,45 e 63,69±9,34 em cordeiros alimentados com as rações R-I, R-II, R-III e R-IV, respetivamente (Tabela 5). Durante o percurso metabólico, os borregos alimentados com silagem de SSB suplementada com concentrado consumiram mais matéria seca expressa em g/d (P<0,01) e por kg $w^{0.75}$ (P<0,05) do que os alimentados apenas com silagem de SSB (R-I), mas não houve diferença significativa entre os grupos suplementados com concentrado. O DMI (g/d) foi significativamente (P<0,01) mais elevado em 43,53, 50,96, 43,99 por cento, respetivamente, nos borregos alimentados com as rações R-II, R-III e

R-IV em comparação com os alimentados com a ração R-I (silagem de SSB única).

A maior DMI nos cordeiros alimentados com as rações R-II, R-III e R-IV na presente experiência pode dever-se à suplementação de concentrado juntamente com a silagem SSB *ad lib* em comparação com os alimentados com a ração R-I. Além disso, a DMI da silagem diminuiu não significativamente à medida que a suplementação de concentrado aumentou na dieta, mas a DMI total aumentou significativamente (P<0,01) com a suplementação de concentrado. Os resultados obtidos no presente estudo estão de acordo com as conclusões de Caplis *et al.* (2005), que referiram que a DMI da silagem diminuiu, mas a DMI total aumentou significativamente (P<0,01) com o aumento do nível de concentrado. Do mesmo modo, Sohail *et al.* (2010) e Jadoon *et al.* (1990) registaram uma maior DMI com a suplementação de concentrado na silagem de milho do que com a silagem de milho simples. Azim *et al.* (1995) registaram um consumo diário de ração significativamente mais elevado em cordeiros alimentados com silagem de milho + feijão-frade do que os alimentados apenas com silagem de milho. Além disso, foi indicado que as silagens de milho, sorgo e outras gramíneas suplementadas com diferentes fontes de proteínas (como farinha de peixe, concentrado e adição de fontes de azoto) aumentavam o consumo de ração de animais em crescimento (Kim *et al.*, 2000). Sartori *et al.* (2004) e Reddy *et al.* (1988) observaram um aumento semelhante na DMI com o aumento do nível de suplementação de concentrado em ovinos com silagem de topos de cana-de-açúcar suplementada com diferentes proporções de concentrado em vitelos búfalos. Pereira *et al.* (2008) relataram que a ingestão de MS aumentou linearmente com o aumento do concentrado na dieta. Resultados semelhantes foram relatados por Bhuyan *et al.* (1996) em cabritos e Dien *et al.* (1990) em bezerros búfalos com diferentes proporções de proporção de volumoso para concentrado. Das e Ghosh (2001) observaram um aumento da ingestão de matéria seca com o aumento do nível de concentrado na dieta em cabritos de Black Bengal. A DMI, quando expressa em percentagem do peso corporal, não foi significativamente diferente entre os borregos alimentados com quatro rações experimentais.

5.3.2 **Captação de água**

A ingestão de água registada por kg de matéria seca (l) foi de 1,14±0,10, 1,85±0,13, 1,78±0,23 e 2,25±0,18, respetivamente, nos borregos alimentados com as rações R-I, R-II, R-III e R-IV (Quadro 5). A ingestão diária de água (l/d) foi significativamente (P<0,01) mais elevada nos borregos alimentados com silagem de SSB e mistura de concentrado do que nos alimentados apenas com silagem de SSB, não tendo havido diferenças significativas entre os grupos suplementados com concentrado (rações R-II, R-III e R-IV). A menor ingestão de água no grupo da silagem de SSB simples do que nos outros grupos pode dever-se ao maior teor de humidade da silagem. A maior ingestão de água nos grupos suplementados com concentrado pode dever-se a uma maior ingestão de matéria seca pelos borregos.

5.3.3 Digestibilidade da matéria seca

O coeficiente de digestibilidade da matéria seca determinado foi de 53,42±1,10, 55,53±2,22, ±1,68 e 58,44±1,26 por cento, respetivamente (Quadro 6) em borregos alimentados com as rações R-I (silagem simples), R-II (silagem + mistura de concentrado @ 170 g), R-III (silagem + mistura de concentrado @ 225 g) e R-IV (silagem + mistura de concentrado @ 280 g). Não foi encontrada diferença significativa entre as quatro rações no coeficiente de digestibilidade da matéria seca. A digestibilidade da MS aumentou (P>0,05) progressivamente à medida que o nível de suplementação de concentrado aumentou até 280 g. Os resultados estavam de acordo com os achados de Reddy *et al.* (1988) que relataram que o nível de mistura de concentrado não afetou significativamente a digestibilidade da MS com silagem de topos de cana suplementada com diferentes proporções de concentrado. Pereira *et al.* (2008), Petit e Castonguay (1994) registaram um aumento linear da digestibilidade da MS com o aumento da proporção de concentrado

suplementação à silagem. Um aumento semelhante na digestibilidade da MS foi registado por Chauhan e Gupta (1992) com a suplementação de concentrado à silagem de aveia. El-Tayeb *et al.* (1990) registaram um aumento da digestibilidade da MS em touros, Huusskonen *et al.* (2007) em touros e Koralagama *et al.* (2008) em ovinos com a suplementação de concentrado.

5.3.3 Digestibilidade da matéria orgânica

A digestibilidade da matéria orgânica das rações experimentais R-I (silagem exclusiva de SSB), R-II (silagem + mistura de concentrado @ 170 g), R-III (silagem + mistura de concentrado @ 225 g) e R-IV (silagem + mistura de concentrado @ 280 g) foi de 55,63±1,19, 56,86±0,95, 57,05±1,06 e 60,20±0,77 por cento, respetivamente (Tabela 6). A digestibilidade da MO foi significativamente (P<0,05) mais elevada nos cordeiros alimentados com a ração R-IV do que nos alimentados com as rações R-I, R-II e R-III. A digestibilidade da MO aumentou linearmente até 280 g de suplemento de concentrado (R-IV) (8,21%) em comparação com a R-I. Os resultados estavam de acordo com as conclusões de Pereira *et al.* (2008), que relataram que há um aumento linear na digestibilidade da MO com o aumento da proporção de concentrado na ração à base de silagem. Sartori *et al.* (2004) relataram que o aumento da proporção de concentrado na dieta resultou num aumento linear significativo da digestibilidade da MO. Resultados semelhantes foram registados por El-Tayeb *et al.* (1990) e Koralagama *et al.* (2008) com a suplementação de concentrado com palha de milho. Huusskonen *et al.* (2007) referiram que o aumento da proporção de suplemento de concentrado à silagem de erva melhorou significativamente a digestibilidade da MO em touros reprodutores.

5.3.4 **Digestibilidade da proteína bruta**

O coeficiente de digestibilidade da proteína bruta (%) determinado foi de 62,81±1,02, 64,37±1,13, ±1,56 e 68,06±1,05 para as rações R-I (silagem única), R-II (silagem + mistura de concentrado @ 170 g), R-III (silagem + mistura de concentrado @ 225 g) e R-IV (silagem + mistura de concentrado @ 280 g), respetivamente (Tabela 6). A digestibilidade do PC significativamente mais alta (P<0,05) foi encontrada em cordeiros alimentados com a ração R-IV e a mais baixa foi encontrada naqueles alimentados com a ração R-I. A digestibilidade do PC aumentou linearmente com o aumento da suplementação de concentrado. A digestibilidade do PC da ração R-IV foi significativamente (P<0,01) aumentada em 8,40% em comparação com a ração R-I, enquanto um aumento insignificante foi observado em comparação com as rações R-III (1,29%) e R-II (5,73%).

Os resultados do presente estudo estavam de acordo com as conclusões de Haddad (2005) em cabritos que referiram que as digestibilidades do PC aumentavam com o aumento da porção de concentrado na dieta. Resultados semelhantes foram observados por Chauhan e Gupta (1992) quando o concentrado foi suplementado com silagem de aveia. Sohail *et al.* (2010) relataram que a digestibilidade do PC aumentou com a suplementação de concentrado à silagem de milho. Este aumento da digestibilidade do PC na presente experiência pode dever-se ao aumento gradual da concentração de PC na dieta, que pode ter satisfeito a concentração adequada de N para os micróbios do rúmen (Russel *et al.*, 1992). Shahjalal *et al.* (2000) verificaram que as cabras que receberam dietas ricas em proteínas apresentavam valores significativamente mais elevados de digestibilidade do PC do que as que receberam dietas pobres em proteínas.

5.3.5 **Digestibilidade do extrato de éter**

O coeficiente de digestibilidade do extrato etéreo determinado foi de 71,93±2,10, 74,72±1,38, 78,12±1,56 e 78,27±2,24 por cento em borregos alimentados com as rações R-I (silagem de SSB única), R-II (silagem + mistura de concentrado @ 170 g), R-III (silagem + mistura de concentrado @ 225 g) e R-IV (silagem + mistura de concentrado @ 280 g), respetivamente (Quadro 6). Não houve diferença significativa na digestibilidade do extrato etéreo entre as quatro rações experimentais. Foi observado aumento numérico na digestibilidade do EE em 3,87%, 8,06% e 9,43% nas rações R-II, R-III e R-IV em relação à ração R-I. Pereira *et al.* (2008) relataram que a digestibilidade aparente do EE não foi influenciada pelos níveis de concentrado. Chauhan e Brar (1989) relataram um aumento insignificante da digestibilidade do EE com a suplementação de concentrado em rações à base de silagem de milho em bezerros. Reddy *et al.* (1989) registaram um aumento insignificante da digestibilidade do EE quando o concentrado foi adicionado às rações de forragem basais.

5.3.6 **Digestibilidade da fibra bruta**

A digestibilidade da fibra bruta das rações R-I (silagem exclusiva de SSB), R-II (silagem + mistura de concentrado @ 170 g), R-III (silagem + mistura de concentrado @ 225 g) e R-IV (silagem + mistura de concentrado @ 280 g) foi de 51,35±2,10, 53,83±2,04, 54,64±1,69 e 56,32±1,94 por cento, respetivamente (Tabela 6). Não foram encontradas diferenças significativas entre as rações no coeficiente de digestibilidade da fibra bruta. Resultados semelhantes foram registados por Reddy *et al.* (1988) na digestibilidade da FC ao alimentar com silagem de topos de cana-de-açúcar com níveis de concentrado de 30, 40, 50 e 60 por cento. Dien *et al.* (1990) também obtiveram resultados semelhantes com diferentes rácios de concentrado para forragem grosseira. Chauhan e Gupta (1992) registaram um aumento insignificante da digestibilidade da forragem com a suplementação de concentrado na silagem de aveia. Foram registados resultados semelhantes com o rácio feno/concentrado em cabras (Cerrillo *et al.*, 1999). Além disso, Shahjalal *et al.* (2000) não observaram qualquer efeito do aumento do teor de proteínas na digestibilidade da fibra em cabras.

5.3.7 Digestibilidade do extrato isento de azoto

O coeficiente de digestibilidade do extrato isento de azoto da ração R-I (silagem de SSB única), R-II (silagem + mistura de concentrado @ 170 g), R-III (silagem + mistura de concentrado @ 225 g) e R-IV (silagem + mistura de concentrado @ 280 g) foi de 57,07±1,61, 62,66±1,40, 61,89±1,83 e 64,68±1,48 por cento, respetivamente (Quadro 6). Foi registada uma digestibilidade significativamente (P<0,05) mais baixa nos borregos alimentados com a ração R-I do que nos alimentados com as rações R-II, R-III e R-IV. Não foram encontradas diferenças significativas estatisticamente entre os grupos suplementados com concentrado (R-II, R-III e R-IV) no coeficiente de digestibilidade do extrato livre de azoto. Reddy *et al.* (1988) registaram um aumento significativo da digestibilidade do NFE com a suplementação de concentrado na silagem de topos de cana-de-açúcar. Resultados semelhantes foram obtidos por Chauhan e Gupta (1992) com a suplementação de concentrado à silagem de aveia e por Dien *et al.* (1990) com diferentes rácios de concentrado para forragem grosseira. O aumento da digestibilidade do FNE no presente estudo pode dever-se ao reflexo de uma maior proporção de mistura de concentrado, indicando que estas fracções do concentrado eram altamente fermentáveis do que as da silagem.

5.3.8 Digestibilidade das fracções de fibras

Os coeficientes médios de digestibilidade da FDN, FAD, hemicelulose e celulose das rações R-I, R-II, R-III e R-IV foram 59,43±2,44, 50,01±2,81, 60,62±1,66, 51,23±2,16; 60,08±2.68, 51,28±2,29, 62,03±1,62, 52,49±1,89; 62,48±2,44, 53,24±2,30, 65,40±2,07, 55,82±1,32 e 62,52±2,09, 53,53±2,02, 66,07±2,52 e 55,95±1,91 por cento, respetivamente (quadro 6). Os coeficientes de digestibilidade foram comparáveis entre todas as dietas experimentais. No entanto, observou-se um aumento linear insignificante na digestibilidade da fibra entre os quatro tratamentos dietéticos. Singh e Samanta

(1998) registaram um aumento da digestibilidade da FDN com a suplementação de forragens de leguminosas em relação às forragens de base sem leguminosas.

O aumento da digestibilidade das rações à base de forragens suplementadas com misturas de concentrados deve-se a uma melhor fermentação facilitada por uma maior capacidade dos micróbios para absorverem os nutrientes de maior digestibilidade (Sehgal *et al.*, 1999). Os suplementos que fornecem nutrientes críticos melhoram o ecossistema ruminal de modo a aumentar o crescimento microbiano, a taxa de digestão das fibras e a produção de propionato (Lindsay, 1970). A digestibilidade da dieta total aumenta geralmente com o aumento da proporção de concentrado na dieta (Xu *et al.*, 2008). A digestibilidade numericamente mais baixa dos nutrientes na ração R-I em comparação com outros tratamentos indica que, sem a suplementação de concentrado à silagem, não foi possível fornecer simultaneamente uma quantidade suficiente de energia fermentável e N degradável no rúmen e outros nutrientes necessários aos micróbios do rúmen para uma atividade microbiana ruminal óptima (Leng, 1990).

5.3.9 Balanço do azoto

O balanço de azoto nos borregos experimentais foi de -0,20±0,07, 2,16±0,49, 3,33±0,43 e 3,90±0,79 g/d para as rações R-I, R-II, R-III e R-IV, respetivamente (Quadro 7). Os borregos alimentados apenas com silagem de SSB apresentavam um balanço de azoto negativo e os borregos com suplemento de concentrado apresentavam um balanço de azoto positivo. O balanço de azoto e o azoto absorvido (g/d) foram significativamente mais baixos nos cordeiros alimentados com a ração R-I do que nos alimentados com as rações R-II, R-III e R-IV. O balanço de azoto aumentou linearmente com o aumento do nível de suplementação de concentrado.

Koralangama *et al.* (2008) relataram que a retenção de N era negativa em ovelhas alimentadas apenas com feno de milho, mas positiva com a suplementação de concentrado de feijão-frade/comercial ao feno de milho. Gihad (1977) registou um balanço negativo de N em ovinos e caprinos alimentados apenas com feno de erva sem qualquer suplementação. Swingle *et al.* (1977) também registaram um balanço negativo de azoto em borregos alimentados apenas com palha de trigo e observaram que a suplementação com bagaço de sementes de algodão melhorou o balanço de azoto. O balanço negativo de azoto em borregos alimentados com silagem de SSB no presente estudo pode dever-se à baixa ingestão de azoto e à má utilização do azoto pelos animais, tendo-se verificado uma diminuição do peso corporal durante o período experimental, o que indica que a silagem de SSB não consegue satisfazer as necessidades nutricionais.

No presente estudo, a suplementação de concentrado melhorou o balanço de azoto. Registou-se uma maior retenção de N nos borregos alimentados com a ração R-IV, seguidos dos alimentados com as rações R-III e R-II, o que pode dever-se a uma maior ingestão de azoto e a uma melhor utilização do mesmo pelos respectivos borregos. Sohail *et al.* (2010) registaram um maior equilíbrio de azoto com a suplementação de concentrado à silagem de milho do que apenas com a silagem de milho. Reddy *et al.* (1988) registaram um aumento linear do balanço de azoto com o aumento do nível de concentrado na silagem de topos de cana-de-açúcar. Chauhan e Gupta (1992) registaram um balanço de N significativamente mais elevado em borregos alimentados com silagem de aveia + concentrado do que os alimentados apenas com silagem de aveia. O aumento da proporção de concentrado na dieta aumentou significativamente a digestibilidade do N nos ovinos. A digestibilidade do N depende da disponibilidade de energia fermentável no rúmen. Numa dieta rica em concentrado, a disponibilidade de energia fermentável é maior, o que ajuda os micróbios do rúmen a capturar o azoto, levando a um aumento da sua digestibilidade.

Os valores de retenção de N medidos pelo método da balança foram relativamente mais elevados do que a taxa de ganho observada nos cordeiros devido a várias razões. No presente estudo, o percurso do metabolismo foi realizado no mês de maio, quando a temperatura do dia era elevada, o que é responsável pela perda evaporativa de amoníaco para o ambiente e pela subestimação da excreção urinária de N. Também se sabe que as necessidades proteicas dos cordeiros em condições de calor, como no presente estudo, serão mais elevadas devido ao comprometimento do metabolismo proteico mediado pelo calor (El-Fouley *et al.*, 1978) e ao aumento das perdas proteicas na transpiração (Mc Dowell *et al.*, 1969). Nesta situação, a síntese de proteínas no corpo não corresponde à utilização de proteínas nos cordeiros, o que resulta numa redução do crescimento (Ames e Brink, 1977). Além disso, parte do azoto absorvido pode ser utilizado pelos cordeiros experimentais para a síntese de lã do tipo peludo. A eficiência da utilização do azoto absorvido para o crescimento e a síntese da lã foi de 28,9 e 26%, respetivamente. Vários investigadores também sobrestimaram o balanço de azoto em ovinos de 93,75 a 168,98 por cento pelo método do balanço do que pela técnica de abate comparativa (Reddy e Reddy, 1991; Karim *et al.*, 2001; Reddy *et al.*, 2002).

5.3.10 Valor nutritivo

O valor nutritivo das rações experimentais, avaliadas durante o percurso de metabolismo, é apresentado no quadro 8. Os valores de DCP (%) e TDN (%) foram 4,70±0,08, 52,85±1,38; 6,71±0,12, 57,12±1,14; 7,60±0,18, 57,79±0,53 e 8,42±0,13 e 59,77±0,67 por cento, respetivamente para as rações R-I, R-II, R-III e R-IV. O teor de DCP das dietas aumentou significativamente (P<0,01) com o aumento da proporção de concentrado. Reddy *et al.* (1988) registaram um teor mais elevado de DCP em animais alimentados com um elevado teor de concentrado. Chauhan e Gupta (1992) registaram um teor significativamente mais elevado de DCP em borregos alimentados com silagem de aveia + concentrado do que os alimentados apenas com silagem de aveia. Reddy *et al.* (1989) registaram um aumento do valor de DCP quando o concentrado foi adicionado às rações de forragem basais.

Os cordeiros alimentados apenas com silagem de SSB tiveram um valor de TDN significativamente (P<0,01) mais baixo do que os alimentados com as rações R-II, R-III e R-IV e não houve diferença significativa entre as rações R-II, R-III e R-IV. Os valores de NDT aumentaram de forma insignificante das rações R-II para R-IV. O valor de TDN da R-IV aumentou em 13,09% em comparação com a ração R-I. Dutta *et al.* (1999) relataram que o valor de TDN aumentou significativamente com a suplementação de *Leucaena leucocephala* à palha de trigo. Resultados semelhantes foram registados por Reddy *et al.* (1988) e Chauhan e Gupta (1992) com silagem de topos de cana-de-açúcar e silagem de aveia, respetivamente, quando suplementadas com concentrado.

5.3.11 Plano de Nutrição

A ingestão média diária de DCP, expressa em g/d e g/kg $w^{0.75}$, variou de 16,11±1,29 a 62,08±2,01 e de 2,29±0,10 a 6,42±0,35, respetivamente, nos borregos alimentados com as rações R-I, R-II, R-III e R-IV (Quadro 9). A ingestão de PCD pelos cordeiros alimentados com as rações R-III e R-IV satisfez as necessidades nutricionais estipuladas pelo ICAR (1998) para cordeiros que ganham 50 g por dia para 20 kg de peso corporal, e os cordeiros alimentados com a ração R-II satisfizeram de perto as necessidades de PCD. Os cordeiros alimentados apenas com silagem de SSB não conseguiram satisfazer as necessidades nutricionais estipuladas pelo ICAR (1998) para cordeiros que ganham 50 g por dia com 15 kg de peso corporal. A ingestão diária de DCP (g/d) foi significativamente (P<0,01) menor nos cordeiros alimentados com a ração R-I em comparação com os alimentados com as outras rações experimentais. Isto também se reflectiu na ingestão de DCP por unidade de tamanho corporal metabólico.

A ingestão diária de TDN em cordeiros experimentais alimentados com R-I, R-II, R-III e R-IV variou de 180,90±14,41 a 408,84±11,18g, respetivamente. A ingestão de NDT (g/d) foi significativamente (P<0,01) menor nos cordeiros alimentados com R-I em comparação com os alimentados com as outras rações experimentais e não houve diferença significativa na ingestão de NDT entre os cordeiros alimentados com as rações R-II, R-III e R-IV. Isto também se reflectiu na ingestão de NDT por unidade de tamanho corporal metabólico. As rações R-II, R-III e R-IV satisfizeram as necessidades de NDT (ICAR, 1998) de cordeiros que ganham 50 g por dia. Os cordeiros alimentados apenas com silagem de SSB não conseguiram satisfazer as necessidades de NDT estipuladas pelo ICAR (1998) para cordeiros que ganham 50 g por dia e pesam 15 kg de peso corporal. Reddy *et al.* (1988) relataram que os vitelos alimentados com silagem de topos de cana-de-açúcar como única ração não podiam satisfazer as necessidades de TDN, mas podiam satisfazer as necessidades proteicas devido ao seu maior teor de DCP. Ramana (1991) relatou um aumento na ingestão de DCP com o aumento do nível de proteína e energia da ração. Reddy *et al.* (1989) registaram uma maior ingestão de DCP e TDN quando o concentrado foi suplementado a rações de forragem basais.

Os resultados acima indicam que os cordeiros alimentados apenas com silagem de SSB não conseguiam satisfazer as necessidades de DCP e TDN, sendo necessária a suplementação com alimentos ricos em energia e proteínas. Além disso, observou-se que as necessidades energéticas e proteicas podiam ser satisfeitas através da suplementação com concentrado de 225 a 280 g à silagem de SSB para satisfazer as necessidades de crescimento.

5.4 CARACTERÍSTICAS DA CARCAÇA E DA CARNE

No final da experiência, foram abatidos três borregos Nellore de cada tratamento e estudado o efeito da suplementação de concentrado à silagem de SSB nas características da carcaça e da carne.

5.4.1 Peso vivo e peso da carcaça

O peso médio do corpo vivo, o peso do corpo vazio e o peso da carcaça dos cordeiros alimentados com as rações RI, R-II, R-III e R-IV no momento do abate foi de 13,06±0,59, 9,96±0,88, 5.13±0,43; 18,06±0,63, 14,33±1,04, 7,63±0,29; 20,26±0,13, 16,94±0,11, 9,13±0,35 e 20,26±0,13, 16,78±0,28 e 9,93±0,067 kg, respetivamente (Tabela 10). O peso do corpo vivo, o peso do corpo vazio e o peso da carcaça foram significativamente (P<0,01) mais baixos nos cordeiros alimentados apenas com silagem de SSB do que nos suplementados com concentrado. Entre os grupos suplementados com concentrado, os cordeiros alimentados com a ração R-II foram significativamente (P<0,01) mais baixos do que os alimentados com as rações R-III e R-IV. Prasad *et al.* (1981) registaram um maior peso da carcaça quente em borregos nativos e cruzados alimentados com uma maior proporção de concentrado. Caplis *et al.* (2005) relataram que o peso da carcaça aumentou significativamente com o aumento do nível de concentrado em relação à silagem de capim. Petit e Castonguay (1994) registaram um maior peso da carcaça em borregos cruzados alimentados com uma maior proporção de concentrado.

5.4.2 Percentagem de penso

A média da porcentagem de gordura no peso de abate foi de 39,15±1,55, 42,24±0,30, 45,05±1,52 e 49,01±0,06 nos cordeiros alimentados com as rações R-I, R-II, R-III e R-IV, e a porcentagem de gordura no peso do corpo vazio foi de 51,36±3,17, 53,27±1,07, 53,88±3,25 e 59,17±0,31 nesses cordeiros (Tabela 10). Foi registada uma percentagem de preparação significativamente mais elevada (P<0,01) nos borregos alimentados com a ração R-IV em qualquer base. Petit e Castonguay (1994) relataram que altos níveis de suplementação com concentrado aumentaram a porcentagem de cortes. Resultados semelhantes foram relatados por Chestnutt (1992) e Povey *et al.* (1990), que observaram que a inclusão de concentrado aumentou a porcentagem de preparação, o peso vivo final e o peso da carcaça de cordeiros alimentados com silagem. Jabbar e Anjum, (2008) relataram que o alto teor de concentrado na dieta também melhorou a porcentagem de preparação em cordeiros.

Ao contrário do presente estudo, Bhuyan *et al.* (1996) relataram uma melhora insignificante na porcentagem de peso ao se vestir com várias proporções de concentrado em relação à forragem. Resultados semelhantes foram relatados por Dien *et al.* (1990) com o aumento da proporção de concentrado para volumoso em bezerros búfalos.

5.4.3 Proporção de cortes no comércio grossista

O quadro 11 apresenta a proporção percentual das peças de carne dos animais experimentais. A percentagem de pernil dianteiro, pescoço e espádua, cachaço, lombo e perna nas carcaças foi de 17,24±0,87, 26,63±1,81, 12,45±1,46, 12,61±1,24 e 31,04±3,33 para o R-I, 15,44±0,84, 26,83±0,23, 10,58±0,04, 11.84±0,75 e 35,28±1,79 para a R-II, 16,68±1,40, 25,44±1,85, 12,02±1,22, 11,91±0,87 e 33,93±0,78 para a R-III, 16,90±1,03, 25,58±1,91, 11,27±0,85, 11,17±0,46 e 35,07±0,46 para a R-IV. A suplementação de concentrado não influenciou significativamente a porcentagem de cortes por atacado dos cordeiros dos diferentes grupos. Resultados semelhantes foram relatados por Bhuyan *et al.* (1996) e Dien *et al.* (1990). Houve uma diferença significativa (P<0,05) na porção comestível, não comestível e na proporção de porções comestíveis e não comestíveis de cordeiros alimentados com silagem de SSB e concentrado. Contrariamente aos resultados do presente estudo, Bhuyan *et al.* (1996) registaram uma diferença não significativa nas porções comestíveis e não comestíveis.

5.4.4 Rendimento dos órgãos viscerais

Os dados sobre o rendimento dos órgãos viscerais são apresentados no quadro 12. A suplementação de concentrado à silagem de SSB não afectou o rendimento de fressura, fígado, coração, testículos, TGI, baço, pulmões e traqueia em percentagem do peso antes do abate. Os resultados do presente estudo estão de acordo com as conclusões de Dien *et al.* (1990).

5.4.5 Proporção de carne, ossos e gordura na carcaça

A percentagem de osso, carne e gordura e o rácio osso-carne na carcaça inteira de cordeiros alimentados com diferentes rações experimentais variaram entre 38,89±0,56 e 39,85±0,54, 53,75±0,58 e 51,32±0,63, 7,36±0,65 e 9,81±0,05 e 1,38±0,02 e 1,30±0,03, respetivamente (Quadro 13). Não se observou qualquer variação significativa no rendimento em ossos e carne (%) e nos seus rácios em vários cortes de carne entre os tratamentos dietéticos. A percentagem de gordura aumentou numericamente das rações R-I para R-IV. Reddy e Raghavn (1987) não encontraram alterações significativas nas proporções de carne magra, ossos e gordura com o aumento do nível de concentrado na dieta.

Contrariamente aos resultados actuais, Caplis *et al.* (2005) observaram uma tendência para o aumento da percentagem de gordura e para a diminuição da proporção de osso com o aumento do nível de concentrado. Bhuyan *et al.* (1996) observaram um aumento significativo da percentagem de gordura dissecável com o aumento da proporção de concentrado na dieta. Dien *et al.* (1990) registaram um aumento significativo da percentagem de gordura omental e pélvica com o aumento do nível de concentrado.

5.4.6 Composição química da carne

A composição química do músculo *Longissimus dorsi* é recolhida das carcaças de borregos alimentados com diferentes rações experimentais, apresentada no Quadro 14. Os teores de proteínas, gorduras e cinzas do músculo foram de 21,64±0,03, 1,45±0,01 e 1,94±0,04 nos cordeiros alimentados com silagem de SSB, 21,65±0,12, 1,46±0,02 e 2.09±0,09 nos borregos alimentados com R-II, 21,71±0,05, 1,48±0,02 e 2,13±0,14 nos borregos alimentados com R-III e 21,73±0,15, 1,49±0,01 e 2,38±0,18 nos borregos alimentados com rações R-IV. A suplementação de concentrado à silagem de SSB não afectou a composição química da carne. Bhuyan *et al.* (1996) não observaram variação na composição química da carne com o aumento do nível de concentrado na dieta. Dien *et al.* (1990) registaram uma diferença insignificante na composição química com o aumento do nível de concentrado na dieta.

CONCLUSÕES

1. A silagem de SSB numa ração única não conseguiu satisfazer as necessidades nutricionais, indicando que era necessário suplementar com alimentos ricos em energia e proteínas.

2. O concentrado pode ser incluído a 280 g na silagem de SSB para obter uma taxa de crescimento, uma eficiência alimentar e uma qualidade de carne óptimas em borregos Nellore em crescimento.

CHAPTER VI

RESUMO

Foi efectuado um estudo para avaliar o efeito da suplementação de concentrado a diferentes níveis na silagem de SSB sobre o desempenho, a utilização de nutrientes e as características da carcaça em borregos Nellore em crescimento. O ensaio de crescimento foi conduzido durante 120 dias em vinte e oito borregos Nellore (3 meses), que foram divididos aleatoriamente em quatro grupos de sete animais cada, com um peso corporal médio de 14,05±0,61 kg, e distribuídos por quatro rações, ou seja, silagem de SSB *ad libitum* (R-I), silagem de SSB + concentrado 170 g (R-II), silagem de SSB + concentrado 225 g (R-III) e silagem de SSB + concentrado 280 g (R-IV). O ensaio de crescimento foi efectuado durante um período de 120 dias. No final do ensaio de crescimento, foi realizado um ensaio metabólico para avaliar a utilização de nutrientes, o plano de nutrição e o equilíbrio de azoto. Além disso, três borregos representativos de cada grupo foram abatidos no final do ensaio de crescimento para estudar as características da carcaça e a qualidade da carne.

A matéria seca, a matéria orgânica, a proteína bruta, o extrato etéreo, a fibra bruta, o extrato isento de azoto, as cinzas totais, a fibra detergente neutra, a hemicelulose, a celulose e o teor de lignina da silagem SSB foram de 34,83, 92,46, 7,48, 1,99, 37,14, 45,30, 7,53, 71,81, 46,75, 25,06, 31,16 e 9,08 por cento, respetivamente. Os suplementos de concentrado à silagem de SSB influenciaram significativamente as alterações do peso corporal noturno dos cordeiros durante 120 dias de alimentação. Registou-se uma diminuição do peso vivo dos cordeiros alimentados apenas com silagem de SSB (R-I) e os cordeiros perderam, em média, 2,14 kg de peso vivo no final do ensaio. A suplementação de concentrado em diferentes níveis à silagem de SSB em cordeiros de carneiro resultou significativamente (P<0,01) em maior ganho de peso vivo do que aqueles alimentados apenas com silagem de SSB. O ADG aumentou progressivamente de forma significativa (P<0,01) ou não significativa à medida que o nível de suplementação de concentrado aumentou nas rações. Registou-se um ganho médio diário negativo nos borregos alimentados apenas com silagem de SSB.

Registou-se uma TCA negativa nos borregos alimentados apenas com silagem de SSB e a TCA melhorou com a suplementação de concentrado das rações R-II a R-IV. Foi observada uma diferença significativa na TCA (P<0,05) entre os cordeiros alimentados com as rações R-II e R-III, R-IV, mas não houve diferença significativa entre os cordeiros alimentados com as rações R-III e R-IV. O ADG e a FCR negativos nos cordeiros alimentados com a ração R-I devem-se à diminuição do seu peso corporal durante o período experimental. O custo da ração/kg de ganho (Rs.) nos cordeiros alimentados com as rações R-I, R-II, R-III e R-IV foi de - 77,98±2,48, 88,18±1,79, 74,18±1,41 e 71,95±1,50, respetivamente. Entre os grupos suplementados com concentrado, o custo (Rs.)/kg de ganho de peso vivo foi significativamente (P<0,01) mais elevado nos cordeiros alimentados com a ração R-II (88,18 (Rs.)), seguido das rações R-III (74,18 Rs.) e R-IV (71,95 Rs.), tendo-se registado um custo (Rs.)/kg de ganho de peso vivo negativo nos cordeiros de Nellore alimentados apenas com silagem de SSB.

Não houve diferença significativa entre as quatro rações no coeficiente de digestibilidade da matéria seca. A digestibilidade da MS aumentou (P>0,05) progressivamente à medida que o nível de suplementação de concentrado aumentou até 280 g. A digestibilidade da MO foi significativamente (P<0,05) mais elevada nos cordeiros alimentados com a ração R-IV do que nos alimentados com as rações R-I, R-II, R-III. A digestibilidade do PC foi significativamente (P<0,05) mais elevada nos cordeiros alimentados com a ração R-IV e mais baixa nos alimentados com a ração R-I. A digestibilidade do PC aumentou linearmente com o aumento da suplementação de concentrado. A digestibilidade do NFE foi significativamente (P<0,05) mais baixa nos cordeiros alimentados com a ração R-I do que nos alimentados com as rações R-II, R-III e R-IV. Não foram encontradas diferenças significativas estatisticamente entre os grupos suplementados com concentrado (R-II, R-III e R-IV) nos coeficientes de digestibilidade do NFE. Não foram registadas diferenças significativas nas digestibilidades das fracções EE, CF e fibra entre as rações. Os cordeiros alimentados apenas com silagem de SSB apresentavam um balanço de azoto negativo e os cordeiros com suplemento de concentrado apresentavam um balanço de azoto positivo. O balanço de azoto e o azoto absorvido (g/d) foram significativamente mais baixos nos cordeiros alimentados com a ração R-I do que nos alimentados com as rações R-II, R-III e R-IV. O balanço de azoto aumentou linearmente com o aumento do nível de suplementação de concentrado. Entre os borregos suplementados, o balanço de azoto foi significativamente (P<0,01) mais elevado na R-IV do que na R-II, mas não houve diferença significativa entre a R-III e a R-IV. O conteúdo de DCP das dietas aumentou significativamente (P<0,01) com o aumento da proporção de concentrado. A ingestão diária de DCP (g/d) foi significativamente (P<0,01) menor nos cordeiros alimentados com a ração R-I em comparação com os alimentados com as outras rações experimentais. Isto também se reflectiu na ingestão de DCP por unidade de tamanho corporal metabólico. Os cordeiros alimentados apenas com silagem de SSB apresentaram um valor de TDN significativamente (P<0,01) mais baixo do que os alimentados com as rações R-II, R-III e R-IV e não houve diferença significativa entre os alimentados com as rações R-II, R-III e R-IV. A ingestão de NDT (g/d) foi significativamente (P<0,01) menor nos cordeiros alimentados com R-I em comparação com os alimentados com as outras rações experimentais e não houve diferença significativa na ingestão de NDT entre os cordeiros alimentados com as rações R-II, R-III e R-IV. Isto também se reflectiu na ingestão de NDT por unidade de tamanho corporal metabólico. As rações R-II, R-III e R-IV satisfazem as necessidades de DCP e TDN (ICAR, 1998) de cordeiros que ganham 50 g/d e pesam 15-20 kg. Os cordeiros alimentados apenas com silagem de

SSB não conseguiram satisfazer as exigências de DCP e TDN estipuladas pelo ICAR (1998) para cordeiros que ganham 50 g/d e pesam 15 kg de peso corporal.

O peso do corpo vivo, o peso do corpo vazio e o peso da carcaça foram significativamente (P<0,01) mais baixos nos cordeiros alimentados apenas com silagem de SSB do que nos grupos suplementados com concentrado. Entre os grupos suplementados com concentrado, foi significativamente (P<0,01) menor nos cordeiros alimentados com a ração R-II do que nos alimentados com as rações R-III e R-IV. Foi registada uma percentagem de preparação significativamente (P<0,01) mais elevada nos borregos alimentados com a ração R-IV do que nos alimentados com as rações R-I, R-II e R-III. A suplementação de concentrado em diferentes níveis não influenciou significativamente a porcentagem de cortes inteiros vendidos, o rendimento dos órgãos viscerais e a proporção de carne, ossos e gordura na carcaça inteira. A suplementação de concentrado à silagem de SSB não afectou a composição química da carne. No entanto, o teor de gordura na carne dos cordeiros aumentou numericamente das rações RI para R-IV.

Os resultados do presente estudo implicaram que a silagem de SSB como única ração não podia satisfazer as necessidades nutricionais, indicando que era necessária a suplementação com alimentos ricos em energia e proteínas. O concentrado pode ser incluído a 280 g na silagem de SSB para obter uma taxa de crescimento, uma eficiência alimentar e uma qualidade de carne óptimas em borregos Nellore em crescimento.

LITERATURA CITADA

Abdul S B, Yashim S M e Jokthan G E 2008 Effects of Supplementing Sorghum Stover with Poultry Litter on Performance of Wadara Cattle (Efeitos da Suplementação de Esterco de Sorgo com Cama de Aves no Desempenho do Gado Wadara). American-Eurasian Journal of Agronomy 1(1): 16-18.

Adewakun L O, Famuyiwa A O, Felix A e Omole T A 1989 Growth performance, feed intake and nutrient digestibility by beef calves fed sweet sorghum silage, corn silage and fescue hay. Journal of Animal Science 67: 1341 - 1349.

Akila S Hamza, EL-Shinnawy M M, Emara M F, Thanaa F Mohammadi, EL-Shinnawy A M 2009 Utilização de diferentes silagens como novos recursos alimentares para ruminantes. Archiva Zootechnica 12:2, 79-88

Amer S e Mustala A F 2010 Effect of feeding pearl millet silage on milk production of lactating dairy cows. Journal of Dairy Science 93:12; 5921-5925.

Ames D R e Brink D R 1977 Effect of temperature on lamb performance and protein efficiency ratio (Efeito da temperatura no desempenho dos cordeiros e no rácio de eficiência proteica). Journal of Animal Science 44:136-140.

Anbarasu C, Datta N, Shrama K e Rawat M 2004 Response of goats to partial replacement of dietary protein by a leaf meal mixture containing *Leucaena leucocephala, Morus alba* and *Tectona grandis.* Small Ruminant Research 51: 4756

A O A C 1997 Association of Official Analytical Chemists, Official Methods of Analysis. 16th edition, Washington D C.

Ayalwar S P, Shinde V T e Gampawar A S 1993 Effect of feeding orange pomance- wheat starw silage on the performance of crossbred milch cows. Indian Journal of Animal Nutrition 10(3): 153-157.

Azim A, Khan A G, Nadeem M A e Chaudhary D M 1995 Effect of feeding of intercropped maize and cow pea silage on the growth performance and nitrogen balance of lambs. Actas do Simpósio Nacional de Nutricionistas Animais (1995), Faculdade de Ciências Veterinárias, Lahore, Paquistão, pp 105-108.

Bacchu Singh, Choudhary J L e Rajora N K 2005 Nutritive evaluation of soyabean straw in sheep and goats (Avaliação nutricional da palha de soja em ovinos e caprinos). Indian Journal of Animal Nutrition 22 (1): 67-69.

Balakrishna M, Prabhakara Rao Z, Rama Prasad J, Ravi A e Srinivasa Rao D 2005

Utilização de cabeças de girassol em ovinos. Indian Journal of Animal Nutrition 22 (4): 233-236.

Baswade S V, Barbind R P, Mule R S, Adangale S B e Hannmante A A 2007

Valor nutritivo dos restos de soja e bajra em cabritos Osmanabadi. Indian Journal of Small Ruminants 13 (2): 221-224.

Begum N, Khan M J and Islam K M S 2000 Feeding rations containing roadside grass, maize silage or water hyacinth in bull calves. Pakistan Journal of Biological Sciences 3(10): 1730 - 1732.

Bhuyan R, Baruah K K e Das P C 1996 Resposta ao crescimento e características da carcaça de cabritos cruzados alimentados com rações com diferentes rácios de concentrado/forragem grosseira.

Indian Journal of Animal Nutrition 13 (3):167-169.

Birthal P S, Deoghare P R, Kumar S, Riyazuddin S, Jayashanker J e Kumar A 2003

Development of small ruminant sector in India-ICAR, New Delhi.

Blummel M, Rao S S, Palaniswamy S, Shah L e Belum Reddy V S 2009 Avaliação do sorgo doce (*Sorghum bicolor L.Moench*) utilizado para a produção de bioetanol no contexto da otimização da utilização da planta inteira. Animal Nutrition and Feed Technology 9: 1-10.

Bosman M J C, Webb E C, Cilliers H J e Steyn H S 2000. Growth, carcass and sensory characteristics of *m.longissimus lumborum* from wethers fed silage diets made from maize or various sorghum varieties. South African Journal of Animal Science 30(1): 36 - 42.

Brandly P J, George Migaki, Kenneth E e Taylor 1968 Meat hygiene. 3rd edition, Lea and Febiger, Philiadedphia, USA.

Brennan R W, Hoffman M P, Parrish F C, Epplin F, Bhide S e Heady E O 1987

Efeitos de diferentes proporções de silagem de milho e grãos de milho no confinamento

Desempenho, características da carcaça e rendimentos económicos projectados. J Anim Sci. 64:23-31.

Caplis J, Keane M G, Moloney A P e O'Mara F P 2005 Effects of supplementary concentrate level with grass silage, and separate or total mixed ration feeding, on performance and carcass traits of finishing steers. Irish Journal of Agricultural and Food Research 44: 27-43.

Castro T, Manso T, Mantecón A R e Carro M D 2002 Effect of once or twice daily concentrate supplementation of wheat straw on voluntary intake and digestion in sheep.

Cerrillo M A, Russell J R e Crump M H 1999 The effects of hay maturity and forage to concentrate ratio on digestion kinetics in goats. Small Ruminant Research 32:5160.

Chauhan T R e Brar G S 1989 Effect of replacing conventional concentrate mixture with deoiled groundnut cake on the nutrient utilization in maize silage based rations of buffalo calves. Indian Journal of Animal Sciences 59: 893 - 896.

Chauhan T R e Gupta R 1992 Effect of feeding conventional and non-conventional concentrate mixtures with Oat silage on nutrient utilization in growing buffalo calves. Indian Journal of Animal Nutrition 9(4): 219-223.

Chestnutt, D.M.B. 1992. Suplementação de dietas à base de silagem para cordeiros em acabamento. Anim. Prod. 55:137.

Chizzotti F H M, Pereira O G, Valadares F S C, Tedeschi L O, Ribeiro K G e Pereira D H 2010 Consumo, digestibilidade e desempenho de novilhos alimentados com dietas baseadas em dois híbridos de silagem de milho e dois níveis de concentrado. Arquivo Brasileiro de Medicina Veterinaria e Zootecnia. 62(4): 868-874.

Choudhary S, Mathur O P e Ajay Singh 2004 Nutritional evaluation of urea treated millet stalks in rams. Indian Journal of Animal Nutrition 21(2): 115-117.

Contreras-Govea F E, Muck R E, Armstrong K L e Albrecht K A 2009 Valor nutritivo da silagem de milho em mistura com feijão trepador. Animal Feed Science and Technology 150: 1-8.

Dada S A O, Adeneyea J A, Akinsoyinua A O, Smith J W e K E Dashiellc 1999

Desempenho de ovinos alimentados com dietas à base de palha de soja e de miolo de mandioca. Small Ruminanat Research 31: 229-238.

Das A and Ghosh S K 2001 Effect of concentrate supplementation on growth performance of grazing kids. Indian Journal of Animal Nutrition 18 (1): 79 - 83.

Das M M, Maity S B e Kundu S S 2005 Evalution of masoor straw based ration in sheep and goat. Indian Journal of Animal Nutrition 22 (3): 204-205.

Demirel M, Bolat D, Celik S, Bakrer Y e Eratak S 2008 Determinação das Características de Fermentação e Digestibilidade de Silagem de Milho, Girassol e Combinação de Milho e Girassol. Journal of Animal and Veterinary Advances 7(6): 707711.

Dien D L, Pathak N N e Sharma M C 1990 Response and carcass characteristics of male Murrah buffalo calves fed fed rations with different concentrate to roughage ratio. Indian Journal of Animal Nutrition 7(4):287-290.

Duncan D B 1955 Testes de gama múltipla e testes F múltiplos. Biometria 11: 1-42.

Dutta N, Sharma K e Hasan Q Z 1999 Effect of supplementation of rice straw with *Leucaena lecocepala* and *Prosopis cineraria* leaves on nutrient utilization by goats. Asian- Australian Journal of Animal Science 12(5):742-746.

Eifert E da C, Restle J, Pascoal L L, Brondani I L, Neumann M, Silva J H S da e Carlotto S B. 2004 Desempenho de bezerros de corte desmamados aos 88 dias de idade, alimentados com silagem de triticale e diferentes níveis de concentrado. Revista Brasileira de Zootecnia. 33(6): 1806-1813.

El- Fouley H A, Kamal T H, Abou Akkada A R e Abou Raya A K 1978 Protein catabolism in heat stress sheep. Isotope and Radiation Research 10: p.145 Elkholy M El H, Hassanein El L, Solman M H, Wafaa Eleraky, Elgamel M F A e Dohaa Ibraheim 2009 Efficacy of feeding ensiled corn crop residues to sheep. Pakistan Journal of Nutrition 8 (12): 1858-1867.

El-Tayeb A E, Mohammed T A e Mohammed H K 1990 Growth performance, feed intake and nutrient digestibility by Western Baggara cattle fed sorghum stover with different levels of concentrate. Sudan Journal of Animal Production 3(2): 6979.

Fabiano Nunes Vaz e Restie João 2005 Características de carcaça e carne de bovinos Hereford confinados com diferentes fontes de volumoso. R. Bras. Zootec. 34

(1).DOI:10.1590/S1516-35982005000100027

FAO 2009 Organização das Nações Unidas para a Alimentação e a Agricultura, Roma, Itália.

Felix and Funso 1994 Digestibilidade e balanço de azoto em borregos alimentados com silagem de sorgo, silagem de sorgo doce ou feno de festuca. Small Ruminant Research 14 (1): 33-38.

Filya I 2004 Nutritive value and aerobic stability of whole crop maize silage harvested at four stages of maturity (Valor nutritivo e estabilidade aeróbica da silagem de milho inteira colhida em quatro estádios de maturidade). Animal Feed Science and Technology 116: 141-150.

Gerrand F 1964 Meat Technology. 3rd edição Leonard Hell Limited, Londres.

Gihad E A 1976 Ingestão, digestibilidade e utilização de azoto da erva natural tropical

Hay by Goats and Sheep. Journal of Animal Science 43:879-883.

Gill M and England P 1983 The effect of level of fish meal and sucrose supplementation on the voluntary intake of silage and live weight gain in young cattle. Animal Production 36: 513.

Ghanem G H A A, Amer E A F e Ahmed Aly F El Z 2000 Avaliação da utilização de silagem de palha de milho por ovinos. Journal Agricultural Research Tanta Univ. 26(4): 591-603.

Haddad S G 2005 Effect of dietary forage: concentrate ratio on growth performance and carcass characteristics of growing baladi kids. Small Ruminant Research 57: 43-49.

Hanafy M A, Yacout HM, El-Baset A A, Zidan A H, El-Bedawy T 2000 Effect of feeding corn stover or sugarcane tops silages on productive performance of dairy cows. Egyptian Journal of Nutrition and Feeds. 3(1): 23-30.

Hanafy M A, Ali M A, Abd El-Gawad M H, Farghaly M S e El-Banna H M 2009

Melhoria da eficiência produtiva de búfalas em lactação alimentadas com silagem de milho inteiro. American-Eurasian J. Agric. & Environ. Sci., 5 (6): 838-842.

Hazell P e Bhalla G (1996) Prospects for Balancing Food Needs with Sustainable Resources Management in India to 2020, Instituto Internacional de Investigação sobre Política Alimentar.

Hough B, Green LW, Mccollum FT, Bean B, Cole NA e Montgomery T 2002

Performance of feedlot heifers fed fed corn silage or brown midrib forage sorghum silage as the roughage portion of a finishing diet. Beef Cattle Research in Texas.p. 56.

Hozhabri F e Singhal K K 2006 Avaliação in vitro do bagaço de cana-de-açúcar em alimentos completos para . Indian Journal Animal Nutrition 23(2): 88-93.

Huuskonen A, Khalili H e Joki-Tokola E 2007 Effects of three different concentrate proportions and rapeseed meal supplement to grass silage on animal performance of dairy-breed bulls with TMR feeding. Livestock Science. 110:154-165.

Jabbar and Anjum M I 2008 Effect of diets with different forage to concentrate ratio for fattening of Lohi lambs. Pakistan Veterinary Journal 28: 150-152.

Jadoon J K, Syed A H, Mirza I H e Naqvi M.A 1990 Feedlot fattening of sheep in Pakistan (engorda de ovinos em regime de confinamento no Paquistão). Asian Australasian Journal of Animal Science 3:161-164.

Jatinder Singh, Amit Sharma, M C Handa e S S Nagra 2009. Efeito de diferentes

rácio de concentrado de forragem grosseira no desempenho do crescimento, nas características da carcaça e na economia da produção de cabritos Beetal alimentados em estábulo. Indian Journal of Animal Nutrition 26 (4): 54 - 357.

Juniper D T, Browne E M, Fisher A V, Bryant M J, Nute G R e Beever D E 2005

Consumo, crescimento e qualidade da carne de novilhos alimentados com dietas baseadas em proporções variáveis de silagem de milho e silagem de erva. Animal Science 81(1):159-170.

Karim S A, Santra A e Sharma V K 2001 Desempenho de crescimento de borregos desmamados mantidos com níveis variáveis de proteína e energia na dieta na fase pré-desmame. Asian-Australian Journal of Animal Science 10:1394-1399.

Keane M G, Drennan M J and Moloney A P 2006 Comparison of supplementary concentrate levels with grass silage, separate or total mixed ration feeding, and duration of finishing in beef steers. Livestock Science 103 (1-2):169-180.

Ken-ichi Horiguchi e Toshiyoshi Takahashi 2007 Valor nutritivo da silagem de soja verde qualidade da fermentação e valor nutritivo da silagem de soja verde. Grassland Science 53: 27-31.

Kim S C, Kim J H, Kim C H, Lee J C e Ko Y D 2000 Effects of whole crop corn ensiled with cage layer manure on nutritional quality and microbial protein synthesis in sheep. Asian Australasian Journal of Animal Science 13:1548-1553.

Khatik K L, Vaishnava C S e Lokesh Gupta 2007 avaliação nutricional da palha de grama verde (*Vigna radiate L.*) em ovinos e caprinos. Indian Journal of Small Ruminants 13 (2): 196-198.

Koralagama K D N, Mould F L, Fernandez-Rivera S e Hanson J 2008 The effect of supplementing maize stover with cowpea (*Vigna unguiculata*) haulms on the intake and growth performance of Ethiopian sheep (O efeito da suplementação de palha de milho com caules de feijão-frade (*Vigna unguiculata*) na ingestão e no desempenho de crescimento de ovelhas etíopes). Animal 2(6): 954-961.

Leng R A 1990 Factors affecting the utilization of poor quality forages by ruminants' particularly under tropical conditions. Nutrition Research Review 3: 277-303.

Lindsay D B 1970 Physiology of digestion and metabolism in ruminants (Fisiologia da digestão e do metabolismo dos ruminantes). A.T. Phillipson pp.438-451.

Liu X, Wang Z e Lee F 2005 Influence of concentrate level on dry matter intake, N balance, nutrient digestibility, ruminal outflow rate, and nutrient degradability in sheep (Influência do nível de concentrado na ingestão de matéria seca, balanço de N, digestibilidade dos nutrientes, taxa de escoamento ruminal e degradabilidade dos nutrientes em ovinos). Small Ruminant Research 58(1): 55-62.

Lopez-Guisa J M, Satter L D e Panciera M 1991 Utilization of ensiled corn crop residues by Holistein heifers. Journal of Dairy Science 74: 3160-3166.

Mandal A B, Paliwal V K, Yadav K R e Krishna G 1999 Utilization of ensiled groundnut haulms and paddy straw. Indian Journal of Animal Nutrition 16 (2): 131134.

Marina V, Mladen K, Kresimir B, Josip L e Goran P 2007 Alimentação de ovinos com silagem de erva de baixa qualidade suplementada com silagem de milho. Agricultural and Food Science 16: 17 - 24.

Mc Dowell R E, Moody E G, Van Soest P J, Lehman R P e Ford G L 1969 Effect of heat stress on energy and water utilization of lactating cows. Journal of Dairy Science 52: 189-194.

Medhi D, Bhat A S, Hussain Jakir e Raja Wasim 2010 Estudo comparativo sobre os valores nutritivos das silagens de aveia e milho em vitelos cruzados em crescimento. Indian Journal of Animal Research 44(1) Print ISSN: 0367 - 6722.

Meneses M, Meg'ias M D, Madrid J, Mart'inez-Teruel A, Hernandez F e Olivac J 2007 Avaliação das características fitossanitárias, fermentativas e nutritivas da silagem de alcachofra bruta (*Cynara scolymus* L.) através da alimentação de ruminantes. Small Ruminant Research 70: 292-296.

Minchin W, Buckley F, Kenny D A, Monahan F J, Shalloo L e O'Donovan M. 2009

Efeito das estratégias de acabamento baseadas em silagem de erva e concentrado no desempenho das vacas leiteiras de reforma, na carcaça e nas características de qualidade da carne. Meat Science 81(1): 93-101.

Morgan C A, Edwards R A e Mc Donald P 1980 Intake and metabolism studies with fresh and wilted silages. Journal of Agricultural Science Cambridge 94: 287 - 298.

Mustafa M I, Chadwick J P, Akhtar P, Ali S, Lateef M e Sultan J I 2008 The effect of concentrate and silage based finishing diets on the growth performance and carcass characteristics of Suffolk cross and Scottish blackface lambs. Turk. J. Vet. Anim. Sci. 32(3):191-197.

Nagalakshmi D e Reddy D N 2010 Effect of feeding expander extruder processed complete diet containing sugarcane bagasse on performance of Murrah buffaloes. Animal Nutrition and feed technology 10:1-8.

Naqvi SMK, Anil Joshi e Maurya V P 2007 Application of Reproductive technologies for improving reproductive efficiency of sheep - A Review (Aplicação de tecnologias reprodutivas para melhorar a eficiência reprodutiva dos ovinos - uma revisão). Indian Journal of Small Ruminanats.13 (2): 115-143.

Nkosi B.D. and R.Meeske 2010 Effects of ensiling totally mixed potato hash ration with or without a heterofermentative bacterial inoculants on silage fermentation, aerobic tability, growth performance and digestibility in lambs. Animal Feed Science and Technology 161(1): 38-48.

Pratap Reddy V, Rama Prasad J, Krishna N e Anjaneya Prasad D 1989 Effect of supplementation of energy and protein to forage based basal ration in Nellore weaner lambs. Indian Journal of Animal Nutrition 6: 302 - 306.

Prasad V S S, Singh R A e Bapana D L 1981 Carcass composition of native and crossbred lambs maintained on two different rations. Indian Journal of Animal Genetics and Breeding 3: 25-30.

Pereira D H, Pereira O G, Bruno C S, Maria I L, Sebastião de C V F, Fernanda H M C

and Rasmo G 2007 Intake and total and partial digestibility of nutrients, ruminal pH and ammonia concentration and microbial efficiency in beef cattle fed with diets containing sorghum (Sorghum bicolor (L.) Moench) silage and concentrate in different ratios. Livestock Science 107 (1): 53-61.

Pereira D H, Pereira O G, Silva B C, Leao M I, Valadares F S C e Gacia R 2008

Consumo e digestibilidade de nutrientes e parâmetros ruminais em bovinos de corte alimentados com dietas contendo silagem de *Braciaria brizantha* e concentrado em diferentes proporções. Animal Feed Science and Technology 140: 52 -56.

Pereira D H, Pereira O G, Valadares F S C, Garcia R, Oliveira A P, Martins F H e Viana V 2006 Efeitos da alimentação com silagem de sorgo (*Sorghum bicolor (L.) moench*) com diferentes níveis de concentrado sobre o consumo, digestibilidade dos nutrientes e produção de bovinos de corte. Revista Brasileira de Ciência Animal 35 (1).

Petit H V and Castonguay F 1994 Growth and carcass quality of prolific crossbred lambs fed silage with fish meal or different amounts of concentrate. Journal of Animal Science 72:1849-1856.

Petit H V, Tremblay G F e Savoie P 1997 Performance of growing lambs fed two levels of concentrate with conventional or macerated timothy hay. Journal Animal Science 75:598-603.

Povey G M, G M Webster e T E C Weekes. 1990 The response of silage fed Scottish Blackface lambs to increasing level of fish meal supplementation with **or** without additional barley. In: C.F.R. Slade e T.J.L. Lawrence (Ed.) New Developments in Sheep Production. Occ. Publ. Br. SOC. h i m . Prod. No. 14. pp 157-161. Edinburg, Reino Unido.

Rakesh Pancholy, Patel A K, Mali P C e Mathur A C 1997 Inclusion of pearl millet straw silage in summer feeding system for lactating animals in arid regions. Indian Journal of Animal Production and Management 13(1):10-12.

Ramachadra K S, Raju S S, Anandan S e Angadi U B 2005 Animal feed sources and its impact on livestock production in India. Indian Dairyman 57 (6): 39-47.

Ramachandra Reddy R, Venka Reddy D e Subba Reddy K V 1988 Evaluation of complete rations consisting of urea enriced sugarcane tops silage and a concentrate mixture. Indian Journal of Animal Nutrition 5(2): 116-120.

Ramana J V 1991 Studies on the nutritional efficiency of Nellore sheep and indigenous goats for growth and meat production. Tese de doutoramento apresentada à Andhra Pradesh Agricultural

University, Hyderabad.

Rao S S, Seetharama N, Dayakar Rao B, Rathnavathi C V e Reddy Ch S 2008 Sweet sorghum-A potential energy crop for bio fuel production in India (Sorgo doce - uma potencial cultura energética para a produção de biocombustível na Índia). In: sorghum improvement in the new millennium (Eds. B V S Reddy, S Ramesh, A Ashok Kumar e C L L Gowda.) ICRISAT, Patancheru, A.P, India. Pp.340.

Reddy B V S, Ramesh S, Sanjana Reddy P, Ramaiah B, Salimath P M e Rajasekhar Kachapur 2005 Sweet Sorghum-A Potential Alternative Raw Material for Bio ethanol and Bio energy. International Sorghum and Millets Newsletter 46: 79-86.

Reddy G V N, Reddy J K and Nagalakshmi D 2002 Effect of expander extruder processed complete diet containing sugarcane bagasse on growth and nutrient utilization in Ongole bull calves. Indian Journal of Animal Sciences 72:406-409.

Reddy G V N e Reddy M R 1988 Maize silage as sole ration for sheep and goats. Indian Journal of Animal Nutrition. 5 (2): 160-162.

Reddy G V N, Reddy M R e Reddy P B 1993 Utilization of certain varieties of sorghum straw by sheep. Indian Journal of Animal Nutrition 10(3): 173-176.

Reddy G V N e Reddy M R 1991 Utilization of cotton seed hulls as roughage source in complete diets for growing lambs. Indian Journal of Animal Nutrition 8(1): 3942.

Reddy T J e Raghavan G V 1987 Effect of plane of nutrition on carcass characteristics of debi goats. Indian Veterinary Journal 64: 866-868.

Reddy Y R, Sarjan K R, Sudhakar K, Gupta B R e Prakash M G 2009 Evaluation of Azolla and sheanut based diets on growth performance and nutrient utilization in Nellore weaners under different management systems (Avaliação de dietas à base de azola e amendoim no desempenho do crescimento e na utilização de nutrientes em desmamadores de Nellore sob diferentes sistemas de gestão). Indian Journal of Animal Nutrition 26(1):46-50.

Rowghani, E, Zamiri M J, Khorvash M e Abdollahipanah A 2008 The effects of *Lactobacillus plantarum* and *Propionibacterium acidipropionici* on corn silage fermentation, ruminal degradability and nutrient digestibility in sheep. Jornal Iraniano de Investigação Veterinária 9(4): 309-315.

Russel, J R, Irlbeck N A, Hallauer A R e Buxton D R 1992 Nutritive value and ensiling characteristics of maize herbage as influenced by agronomic factors. Animal Feed Science and Technology 38: 11-24.

Saini L K, Lokesh Gupta, Singh B P e Tailor S P 2007 Avaliação nutricional de methi starw em ovinos e caprinos. Indian Journal of Animal Nutrition 24 (3): 188-189.

Sallam S M A, Nasser M E A, El-Waziry A M, Bueno e Abdalla A L 2007 Utilização de uma técnica de produção de gás ruminal *in vitro* para avaliar alguns alimentos para ruminantes.

Journal of Applied Sciences Research 3 (1):34-41.

Samantha A K, Singh K K e Das M M 2010 In vitro fermentation profile of common tropical roughages. Indian Veterinary Journal 87 (1): 95-97 e Feed Technology 10: 1-8.

Sanjiv Kumar and Garg M C 1997 Nutritional evaluation of MP chari (*Sorghum bicolor*) forage in Murrah heifers. Indian Journal of Animal Nutrition. 14 (4): 281282.

Sartori I B M, Evaldo Ferrari Junior I, Rosana Aparecida Possenti I, Diorande Bianchini II, Fontoura Leinz Frederick II e Carlos Frederico de Carvalho Rodrigues II 2004 Desempenho de cordeiros alimentados com silagem de girassol ou milho com proporções crescentes de concentrado. R. Bras. Zootec. 33(6).

Scerra V, Caparra P, Foti F, Lanza M e Priolo A 2001 Polpa de citrinos e palha de trigo silagem como ingrediente de dietas para borregos: efeitos no crescimento e na qualidade da carcaça e da carne.

Small Ruminant Research 40 (1): 51-56.

Sehgal J P, Sharma DD, Singhal K K, Mehla R K e Ghosh M K1999 Meat production potentiality of Indian Murrah male buffaloes raised for beef on two levels on concentrate in the diet.Buffalo Journal 15:173-184.

Shahjalal M, Bishwas M A A, Taregne A M M e Dohi H 2000 Growth and carcass characteristics of goats given diets varying protein concentrations and feeding level. Asian Australian Journal of Animal Sciences 13: 613-618.

Shaver R D, Erdmann R A e Vanderall J H 1984 Effect of silage p^H on voluntary

ingestão de silagem de milho. Journal Dairy Science 67:2045-2049.

Singh B B, Musa A, Ajeigbe H A e Tarawali S A 2011 Effect of feeding crop residues of different cereals and legumes on weight gain of Yankassa rams (Efeito da alimentação com resíduos de culturas de diferentes cereais e leguminosas no aumento de peso de carneiros Yankassa). Revista Internacional de Produção Animal 2 (2): 17-23.

Singh K K e Samanta A K 1998 Efeito da fonte e dos níveis de azoto

suplementação sobre a utilização de *Cenchrus celiaris*. Jornal Indiano de Nutrição Animal 15: 69-71.

Snedecor G W e Cochran W G 1994 Statistical methods. 8th edition, Iowa State University Press, Ames, Iowa, USA-50010.

Snowder G D and Van Vleck L D 2003 Estimate the genetic parameters and selection strategies to improve the economic efficiency of post weaning growth in lambs. Journal of Animal Science 81:2704-2713.

Sohail H K, Muhammad A S, Maher N e Muhammad S 2010. Ingestão de nutrientes, digestibilidade, balanço de azoto e desempenho de crescimento de ovinos alimentados com diferentes silagens com ou sem concentrado. Tropical Animal Health and Production. DOI 10.1007/s11250-010-9765-1.

Hwangbo Soon, Choi SunHo, Kim SangWoo, Kim WonHo, Son DongSoo e Jo IkHwan 2008 Efeitos dos níveis de concentrado alimentar à base de silagem de cevada de colheita inteira no crescimento e na qualidade da carne de cabras pretas coreanas em crescimento. Journal of Animal Science and Technology. 50: 4, 527-534.

Steven P. Hart 1987 Associative effects of sorghum silage and sorghum grain diets.

Journalof Animal Science 64: 1779 - 1789.

Sudesh Radotra e Upadhyay V S 2005 Effect of ensiled sorghum stovers on the performance of lactating cows. Indian Journal of Animal Nutrition 22 (2): 135-137.

Sultan Singh, Theodorou M K, Katiyar D S Prasad S V S, Mishra U S, Pandey K C, Bhaskar R B e Verma O P S 2008 Relative intake, nutrients utilization, nitrogen balance and fermentation pattern in sheep fed stay-green and go-brown sorghum silage. Indian Journal of Animal Sciences 78(5): 536-540.

Swingle R S, Araiza A e Urias A R 1977 Nitrogen Utilization by Lambs Fed Trigo Straw Alone or with Supplements Containing Dried Poultry Waste, Cottonseed Meal or Area Journal of Animal Science 45:1435-1441.

Tesfay Hagos e *Solomon* Melaku 2009 Consumo de ração, digestibilidade, peso corporal e parâmetros de carcaça de carneiros Afar alimentados com palha de tef (*Eragrostis tef*) suplementada com níveis graduais de mistura de concentrado. Tropical Animal Health Production 41: 599-606.

Thomas C, Gill M e Austin A R 1980 The effect of supplements of fish meal and lactic acid on voluntary intake of silage by calves. Grass Forage Science 35: 275 - 279.

Undi M, Kawonga K C e Musendo R M 2001 Nutritive value of maize stover/pasture legume mixtures as dry season supplementation for sheep. Small Ruminanat Research 40: 261-267.

Van Soest J, Robertson J B e Lewis B A 1991 Methods for dietary fiber, neutral detergent fiber and non starch polysaccharides in relation to animal nutrition. Journal Dairy Science 74: 3583-3597.

Wadhwa M, Kaushal S e Bakshi M P S 2006 Nutritive evaluation of vegetable wastes as complete feed for goat bucks. Small Ruminanat Research 64: 279-284.

Wilkins R J 1981 The nutritive value of silages (O valor nutritivo das silagens). *In Recent* Developments in Ruminant Nutrition (Haresign W e Cole D J A eds.) 268 - 282 Butterworth London.

Xu C, Cai Y, Fukasava M, Matsuyama H e Moria N 2008 The effect of replacing brewer's grains with barley tea grounds in total mixed ration silage on feed intake, digestibility and ruminal fermentation in wethers. Animal Science Journal 79: 575 - 581.

Yacob Ali M 1994 Estudos sobre a utilização e suplementação de silagem de palha de milho doce e o seu efeito na composição da carcaça de borregos em crescimento. Tese de mestrado, Universiti Putra Malaysia.

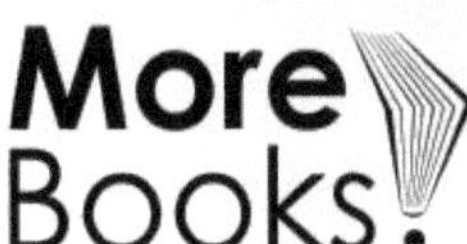

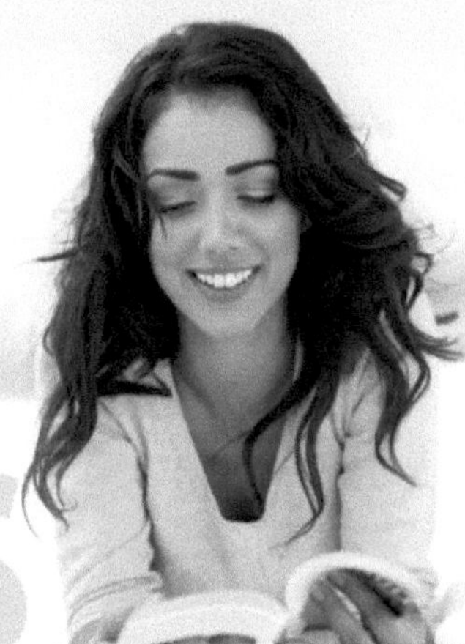

yes
I want morebooks!

Buy your books fast and straightforward online - at one of world's fastest growing online book stores! Environmentally sound due to Print-on-Demand technologies.

Buy your books online at
www.morebooks.shop

Compre os seus livros mais rápido e diretamente na internet, em uma das livrarias on-line com o maior crescimento no mundo! Produção que protege o meio ambiente através das tecnologias de impressão sob demanda.

Compre os seus livros on-line em
www.morebooks.shop

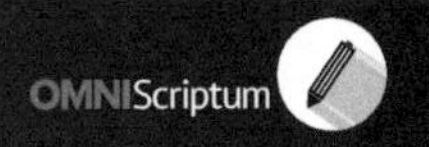

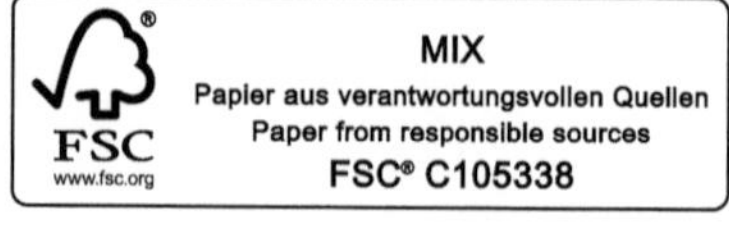

Printed by Books on Demand GmbH, Norderstedt / Germany